Marwa Abd El Rahman Mohamed

Diástase Recti Abdominis: Um desafio para a gravidez

Marwa Abd El Rahman Mohamed

Diástase Recti Abdominis: Um desafio para a gravidez

Deteção e avaliação

ScienciaScripts

Imprint
Any brand names and product names mentioned in this book are subject to trademark, brand or patent protection and are trademarks or registered trademarks of their respective holders. The use of brand names, product names, common names, trade names, product descriptions etc. even without a particular marking in this work is in no way to be construed to mean that such names may be regarded as unrestricted in respect of trademark and brand protection legislation and could thus be used by anyone.

Cover image: www.ingimage.com

This book is a translation from the original published under ISBN 978-3-659-88738-3.

Publisher:
Sciencia Scripts
is a trademark of
Dodo Books Indian Ocean Ltd. and OmniScriptum S.R.L publishing group

120 High Road, East Finchley, London, N2 9ED, United Kingdom
Str. Armeneasca 28/1, office 1, Chisinau MD-2012, Republic of Moldova, Europe
Managing Directors: Ieva Konstantinova, Victoria Ursu
info@omniscriptum.com

Printed at: see last page
ISBN: 978-620-8-54099-9

Dedicação

À alma da minha mãe, ao meu querido pai, irmãos, irmãs e dedicação especial ao meu marido e aos meus filhos yara, Gana e Ahmed

Conteúdo

Lista de abreviaturas

Abbreviation	Interpretation
ANOVA	Analysis of variance
CT	Computed tomography
DRA	Diastasis recti abdominis
EO	External oblique
ICC	Intra-class Correlation Coefficient
IO	Internal oblique
IRD	Inter-recti distance
Mm	Millimeter
MRI	Magnetic resonance imaging
NS	Not significant
P.Value	Probability value
RA	Rectus abdominis
S	Significant
TrA	Transverse abdominis
T-test	Student's t test
US	Ultrasound imaging

CAPÍTULO 1

Introdução

Os principais problemas músculo-esqueléticos encontrados pelas mulheres no período pós-natal são as dores lombares, as dores na cintura pélvica, a diástase recti abdominal (DRA) e o fraco controlo dos músculos abdominais **(Coldron et al., 2008).**

A função da linha alba é manter os músculos abdominais a uma certa proximidade uns dos outros. Em caso de aumento prolongado da pressão intra-abdominal, a linha alba alarga-se, afectando a distância fisiológica entre os dois músculos rectos **(Beer et al., 2009).**

Os dois ventres dos rectos abdominais (RA) estendem-se a todo o comprimento da parte anterior do abdómen e estão ligados pela linha alba. À medida que o feto cresce, o (RA) da mãe alonga-se à medida que a sua parede abdominal se expande. A linha alba amolece e as duas barrigas curvam-se em torno da parede abdominal, sendo que a maior parte da separação ocorre no umbigo. Este intervalo, a distância inter-rectal (DIR), pode variar entre 2 a 3 cm de largura e 2 a 5 cm de comprimento até 20 cm de largura e envolvendo todo o comprimento do AD. Este aumento da distância inter-rectal (DIR) é frequentemente designado por diástase ou divaricação dos rectos abdominais (DRA) **(Coldron et al., 2008).**

Durante a gestação, as alterações hormonais causadas pela relaxina, progesterona e estrogênio, aliadas ao crescimento uterino, podem causar estiramento da musculatura abdominal, afetando principalmente os músculos retos abdominais, além de inclinação pélvica anterior com ou sem hiperlordose lombar. Assim, as alterações biomecânicas e o estiramento desses músculos facilitam o aparecimento da (DRA). A (DRA) é definida como a separação dos feixes musculares ao longo da linha alba **(Rett et al., 2009).**

A ocorrência da (DRA) é mais comum na gestação e puerpério imediato, tendo como principais fatores predisponentes a obesidade, multiparidade, macrossomia fetal, músculos abdominais flácidos, polidrâmnio e gestações múltiplas. É mais facilmente detectada a partir do segundo trimestre de gestação, apresentando diminuição no puerpério tardio. Pode ser uma condição transitória ou pode permanecer ao longo da vida **(Rett et al., 2009).**

O período pós-parto é um período de restauração e de regresso ao estado de não gravidez. Este período é geralmente definido como o período pós-parto de 6 a 8 semanas, desde a saída da placenta até à involução e regresso dos órgãos reprodutores ao seu estado não grávido. O período pós-parto é caracterizado por alterações anatómicas, fisiológicas e endocrinológicas significativas relacionadas com os processos de involução e lactação **(Blackburn., 2012).**

Estudos têm verificado que um aumento da (DRA) pode afetar entre 30% e 70% das mulheres durante a gravidez, e que pode permanecer separada no pós-parto imediato em 34,9% a 60% das mulheres. Assim, o conhecimento das alterações da (AR) no pós-parto é importante para o desenvolvimento de programas eficazes de exercício pós-natal e aconselhamento geral pós-natal **(Mota et al., 2012).**

A Diástase Recti Abdominis (DRA) pode interferir com a capacidade de estabilização terminal do tronco dos músculos abdominais, e com funções como postura, parto, defecação, respiração, parto, movimento do tronco e estabilização lombar **(Rett et al., 2009).**

A ocorrência e o tamanho da (DRA) é muito maior em mulheres grávidas que não praticam exercício físico do que em mulheres grávidas que praticam exercício físico. Assim, devido ao papel integral que os músculos abdominais desempenham nas actividades funcionais, recomendamos que as mulheres grávidas e pós-parto sejam examinadas para detetar a presença de (DRA) **(Chiarello et al., 2005).**

A avaliação da Diástase do Reto Abdominal (DRA) é importante para os fisioterapeutas, pois estes profissionais se preocupam com a funcionalidade e integridade física dos indivíduos. Uma (DRA) maior que 2,5 cm pode ser considerada prejudicial, pois pode interferir na capacidade dos músculos abdominais de estabilizar o tronco e em funções como postura, evacuação, parto, movimentos do tronco, além do suporte visceral e estabilização lombar. A má estabilização lombar pode predispor o indivíduo ao desenvolvimento de dores nas costas **(Rett et al., 2009).**

Existem várias formas de definir e avaliar (DRA), pelo que a sua prevalência varia. Este facto dificulta a comunicação entre investigadores, não existindo consenso sobre os valores considerados relevantes, aceitáveis e/ou prejudiciais. Alguns autores consideram (DRA) qualquer separação entre os rectos abdominais; outros consideram apenas uma distância superior a 2 dedos de largura ou 3 cm. A forma mais simples de avaliar a (DRA) é medir o número de passadas de dedos entre as bordas mediais dos músculos, mas tem sido recomendada a utilização de equipamentos específicos como paquímetros **(Rett et al., 2009).**

Atualmente, os fisioterapeutas avaliam as mulheres quanto à presença de (DRA) durante os períodos pré-natal e pós-natal. O método de medição aceite tem sido a medição da largura dos dedos, que é o método referido pela maioria dos autores. Este método tem-se revelado pouco fiável devido às variações entre as larguras dos dedos dos diferentes terapeutas **(Boxer e Jones., 1997).**

Tradicionalmente, os fisioterapeutas avaliam o (IRD) no período pós-natal utilizando a largura dos dedos. No entanto, a fiabilidade da medição dos dedos é fraca, devido a variações individuais na largura dos dedos. Com procedimentos de teste e medição cuidadosamente padronizados, os paquímetros demonstraram uma elevada fiabilidade intra-avaliadores na medição da DII **(Hsia e Jones., 2000).**

(Barbosa et al., 2013) demonstraram uma boa concordância entre o diagnóstico imagiológico por ultrassonografia (US) e o exame clínico por paquímetro, permitindo que o exame clínico seja utilizado no diagnóstico da diástase do músculo reto, quando a ultrassonografia não está disponível.

A tomografia computadorizada (TC) é considerada o padrão ouro para avaliar a parede abdominal, mas esta expõe o paciente à radiação e tem alto custo, A (US) tem custo relativo, e é uma técnica não invasiva, mas requer treinamento técnico e qualidade de imagem que pode ser afetada pela interposição de gordura e fibrose. Assim, os fisioterapeutas medem a (DRA) pós-natal com as pontas dos dedos que são uma forma mais prática e estimam a distância e a largura dos músculos retos abdominais dos dedos. No entanto, essa medida pode ser questionada devido a variações individuais entre os examinadores. Por isso, tem sido sugerido o uso de um paquímetro que é considerado um instrumento simples, barato e mais objetivo **(Rett et al., 2012).**

Objetivo do trabalho:

Este estudo é um ensaio para estabelecer a fiabilidade do paquímetro digital eletrónico na avaliação da diástase do reto abdominal durante o período puerperal quando avaliado pelo mesmo examinador.

Definição dos termos:

Os termos seguintes foram definidos para facilitar a compreensão da terminologia utilizada neste estudo:

Calibre:

O paquímetro é um instrumento com duas mandíbulas, utilizado para medir diâmetros, e é particularmente utilizado em obstetrícia para medir os diâmetros da pélvis **(Martin., 1990).**

Linea alba:

A linha alba é uma rafe tendinosa que vai do processo xifoide à sínfise púbica **(Boissonnault e Blaschak., 1988).**

Período pós-parto:

O período pós-parto é o período que se segue à expulsão da placenta até que o corpo e os órgãos reprodutores da mulher regressem ao seu estado normal anterior à gravidez. Este período dura normalmente até 6 semanas. As primeiras 6 horas do período pós-parto são normalmente designadas por fase de recuperação ou quarta fase do trabalho de parto **(Timby e Smith., 2005).**

Diástase do reto:

A diástase do reto abdominal, também conhecida como divaricação do reto abdominal, é uma separação dos músculos reto abdominais, que surge frequentemente no segundo ou terceiro trimestre, ou como resultado de uma queda durante o parto **(Robson e**

Waugh., 2008).

<u>Relaxin:</u>

Uma hormona que ocorre em mamíferos grávidas e que promove o relaxamento da sínfise púbica e das articulações sacroilíacas **(Davis et al., 1968).**

<u>Fiabilidade:</u>

É a medida em que o instrumento produz a mesma medição em utilizações repetidas, quer pelo mesmo operador quer por operadores diferentes **(Mahrous., 2013).**

<u>Umbigo:</u>

O umbigo situa-se na linha alba e tem uma posição inconstante. É o local de fixação do cordão umbilical no feto **(Snell., 2004).**

CAPÍTULO 2

Revisão da literatura

Músculos abdominais:

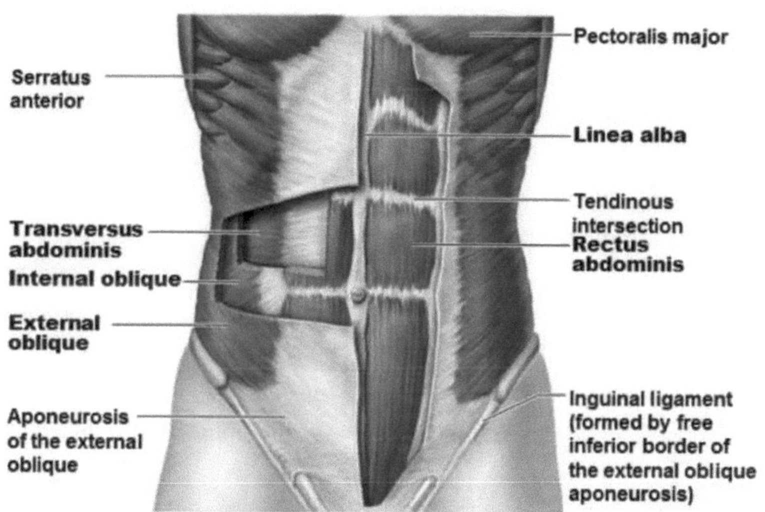

Figura (1): vista anterior dos músculos abdominais, adaptado de **(Gerard e Bryan., 2012).**

Os músculos abdominais formam uma parede contínua que envolve as vísceras abdominais. A cavidade assim formada é delimitada pelo diafragma superiormente; a coluna vertebral e o psoas maior posteroinferiormente; o quadrado lombar posterolateralmente; os músculos abdominais oblíquos internos e externos anterolateralmente, apoiados na sua superfície profunda pelo transverso abdominal; o reto abdominal anteriormente; e inferiormente pelos músculos que formam o pavimento pélvico **(Field., 2001).**

O grupo abdominal é composto por quatro músculos: o reto abdominal, o oblíquo externo, o oblíquo interno e o transverso abdominal. O reto abdominal nasce da crista do púbis e das fibras ligamentares que formam a parte anterior da sínfise púbica. Ele se fixa nas cartilagens costais lilth, sixth e seventh e geralmente na extremidade anterior da quinta costela. Está separada da sua companheira pela linha alba. A sua ação consiste em aproximar as costelas e a bacia. É inervado pelos ramos ventrais dos seis ou sete nervos espinais torácicos inferiores **(Flynn., 1996).**

A parede abdominal, formada em grande parte pelos músculos abdominais anterolaterais, é limitada superiormente pelo ângulo infra-esternal e inferiormente pela crista ilíaca e pelos sulcos inguinal e púbico. Devido à sua disposição anatómica, os músculos abdominais superficiais funcionam de forma muito eficiente como uma unidade **(Dvorak J e Dvorak V., 1990).**

A parede abdominal anterior é constituída principalmente por quatro músculos emparelhados, com fibras direcionadas verticalmente, horizontalmente e obliquamente. Os músculos têm ligações esqueléticas à caixa torácica e à pélvis e, através de aponeuroses largas, à fáscia toracolombar e ao reto **(Gilleard e Brown, 1996).**

A bainha do reto está separada da sua companheira do lado oposto por uma banda fibrosa denominada linha alba. Esta estende-se desde o processo xifoide até à sínfise púbica e é formada pela fusão das aponeuroses dos músculos laterais dos dois lados. É mais larga acima do umbigo e estreita abaixo para se fixar na sínfise púbica **(Snell., 2008).**

A linha alba, que separa os dois recti abdominis, é uma rafe fibrosa que se estende desde o processo xifoide até à sínfise púbica e é formada pelo entrelaçamento das fibras aponeuróticas dos músculos oblíquo e transverso. Em mulheres grávidas (DRA) pode resultar do alongamento progressivo da parede abdominal com o crescimento do feto, o que sustenta o importante papel dos músculos e fáscias da região lombopélvica nos movimentos do tronco e na estabilização intersegmentar e intra-pélvica **(Liaw et al., 2011).**

A linha alba, uma faixa fibrosa formada pela fusão das aponeuroses dos músculos da parede abdominal anterior, marca o lado medial do abdómen; a linha semilunar forma o bordo lateral, que vai da ponta da nona cartilagem costal até ao tubérculo púbico. A linha alba estende-se do processo xifoide até à sínfise púbica, representada acima do umbigo como um sulco mediano pouco profundo na superfície **(DeCherney et al., 2012).**

Rectus abdominis muscle:

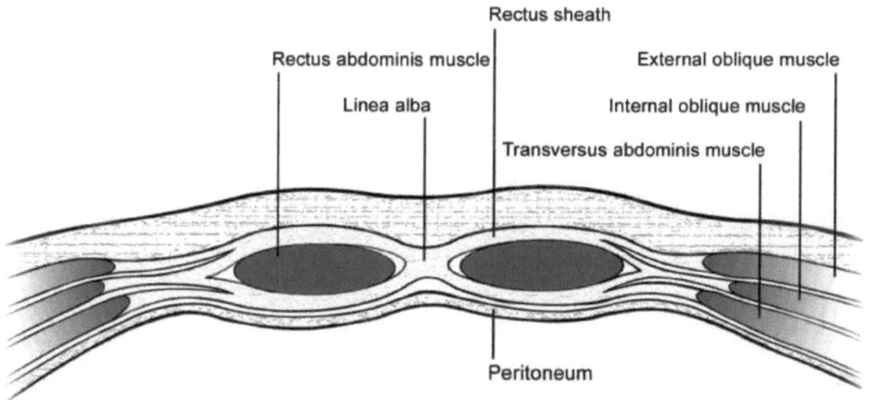

Figura (2): Secção transversal do músculo rectus abdominis, adaptado de (**Yarwood e Berrill., 2010).**

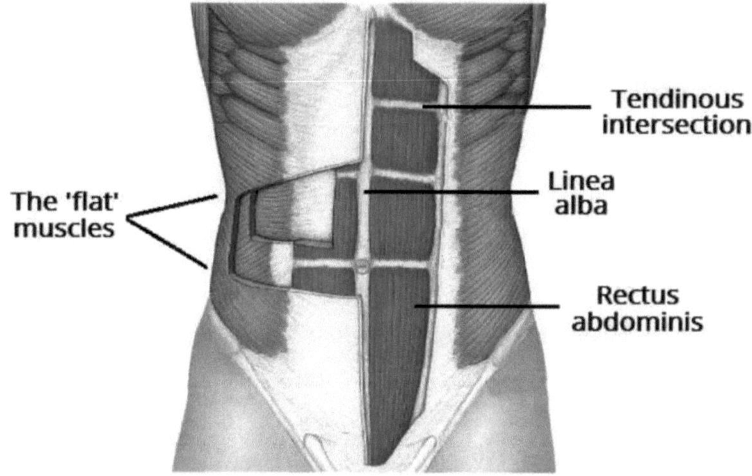

Figura (3): Vista anterior do músculo rectus abdominis, adaptado de **(Oliver., 2014).**

Existem quatro pares de músculos abdominais: o reto abdominal, os oblíquos externo/interno e o transverso abdominal. O reto tem a sua origem nas cartilagens costais da quinta, sexta e sétima costelas e no processo xifoide do esterno. As fibras correm longitudinalmente ao longo da parede abdominal anterior e inserem-se na crista púbica e na sínfise. A sua lâmina posterior funde-se com a aponeurose do transverso do abdómen para formar a camada dorsal da bainha do reto. Os ventres musculares de cada lado estão ligados pela linha alba. A sua ação consiste em fletir a coluna vertebral (flexão para a frente) **(Stillerman., 2006).**

O músculo reto abdominal passa da crista púbica, posteriormente ao tendão conjunto, para as superfícies anteriores da quinta, sexta e sétima cartilagens costais. As intersecções tendinosas horizontais na parte anterior do músculo reto abdominal ligam-no à camada anterior da bainha do reto ao nível do umbigo, à ponta do processo xifoide e a meio caminho entre estes. Ocasionalmente, um quarto está presente entre o umbigo e o púbis **(Romanes., 1986).**

O músculo reto do abdómen tem origem na superfície externa da quinta, sexta e sétima cartilagens costais, no processo xifoide e nos ligamentos que ligam o processo xifoide às costelas. Insere-se na superfície superior da crista do púbis junto à sínfise púbica. A partir da sua origem, o músculo segue diretamente para a sua inserção. As fibras são interrompidas por três bandas fibrosas, as chamadas intersecções tendinosas **(Dvorak J e Dvorak V., 1990).**

Com a pelve fixa, a contração deste músculo puxa o tórax inferiormente e introduz a flexão da coluna vertebral. Com o tórax fixo, a contração muscular provoca a elevação da bacia. Este músculo desempenha um papel importante na manobra de valsalva. A ação combinada dos músculos abdominais é responsável pela manobra de valsalva, em que o espaço da cavidade abdominal é reduzido e é exercida uma maior pressão sobre as vísceras localizadas no abdómen e na pélvis **(Dvorak J e Dvorak V., 1990).**

Os rectos abdominais actuam para flexionar a caixa torácica e a pélvis uma em direção à outra, e assim endireitar a lordose lombar e a inclinação pélvica posterior, e em ação unilateral de um lado, ajuda na flexão lateral do tronco **(Solberg et al., 2008).**

A fáscia abdominal contém o reto abdominal e liga-se lateralmente à aponeurose dos oblíquos externos, oblíquos internos e transverso do abdómen. Foi demonstrado que o reto abdominal é o principal flexor do tronco e é mais ativo durante os movimentos de sentar e levantar **(page et al., 2010).**

O reto abdominal é um potente flexor da coluna vertebral. Pode sobressair quando se tenta levantar a cabeça e os ombros (ou os membros inferiores e a bacia) do chão quando se está deitado de costas (posição supina). É alimentado pelos cinco ou seis nervos intercostais e subcostais inferiores **(Romanes., 1986).**

Diástase reto abdominal:

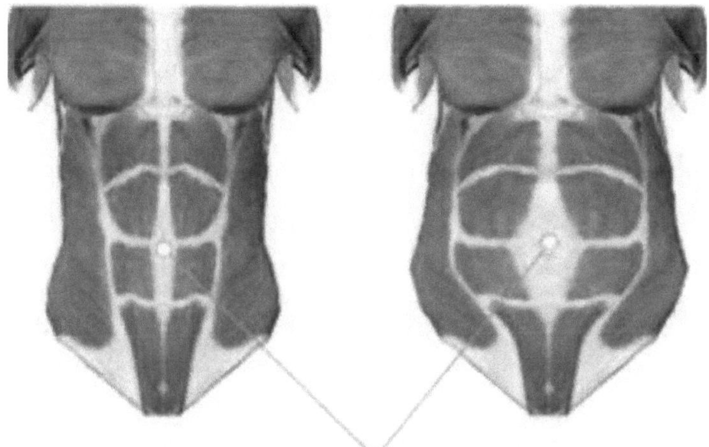

Figura (4): Diástase recti abdominis (DRA), adaptado de **(Foster., 2014).**

A diástase reto abdominal (DRA) é o alargamento excessivo ou a separação entre os dois ventres do músculo reto abdominal. A separação pode ocorrer em qualquer ponto ao longo da linha alba e, por vezes, verifica-se que abrange todo o comprimento desde o ângulo xifosternal até ao osso púbico. A linha alba é a costura central que liga a fáscia que cobre os músculos rectos abdominais. É uma estrutura importante, pois é o ponto de inserção central do reto abdominal, bem como dos outros 3 músculos abdominais importantes de cada lado: (1) oblíquos internos (IO), (2) oblíquos externos (EO) e (3) transverso abdominal (TrA). Estes 4 músculos de cada lado unem-se na linha alba através dos seus tendões finos e largos chamados aponeuroses. Esta ligação torna-se vulnerável durante a gravidez devido à expansão do útero e ao subsequente alongamento dos músculos abdominais, juntamente com as alterações hormonais que incluem o aumento da progesterona, do estrogénio e da relaxina. A (DRA) passa muitas vezes despercebida às pacientes, bem como aos profissionais de saúde, e por isso não é tratada **(Parker et al., 2009).**

A diástase reto abdominal (DRA) é definida como uma separação do músculo reto abdominal como resultado da partição na linha alba, e ocorre em 60% das mulheres no pós-parto. Apesar desta elevada prevalência, a informação relativa a abordagens terapêuticas para a (DRA) é rara **(Keeler et al., 2012).**

A diástase reto abdominal (DRA), uma separação dos dois ventres do reto abdominal na linha alba, pode ocorrer em mais de metade de todas as gravidezes. Devido a alterações hormonais e ao crescimento do útero, os músculos abdominais ficam demasiado esticados e enfraquecidos, o que afecta a postura, a estabilidade do tronco, a respiração, o movimento do tronco e o parto vaginal **(Chiarello et al., 2005).**

A diástase reto abdominal (DRA) é a separação dos músculos rectos da parede abdominal, que por vezes ocorre durante a gravidez. Embora seja normalmente detectada por palpação, a diástase do reto abdominal pode ser visível como uma protuberância na linha média durante o esforço. O ponto máximo de alongamento fascial situa-se normalmente no umbigo, mas pode estender-se a todo o comprimento da linha alba. Em casos de separação acentuada, apenas o peritoneu, a fáscia atenuada, a gordura subcutânea e a pele constituem a parede abdominal **(Bursch., 1987).**

A diástase recti abdominal é uma condição em que o músculo reto abdominal se separa na linha média na linha alba. Ocorre mais frequentemente em mulheres grávidas, com uma incidência no pós-parto imediato que varia entre 50 e 60%, com resolução espontânea no prazo de 6 semanas após o parto. Uma diástase com largura superior a 20 mm tem sido tradicionalmente considerada clinicamente significativa. Pensa-se que a separação dos músculos rectos entre si durante a gravidez resulta da tensão mecânica que o aumento do útero exerce sobre a parede abdominal. As alterações hormonais durante a gravidez também podem facilitar o relaxamento da fáscia. A diástase do reto também pode ocorrer nos homens e pensa-se que está associada ao aumento da idade, a flutuações de peso, ao levantamento de pesos, a abdominais completos, à fraqueza familiar dos músculos abdominais, à distensão abdominal crónica ou intermitente e a condições que possam induzir uma pressão intra-abdominal elevada **(Blanchard.,**

2005).

A condição de diástase recti pode produzir queixas músculo-esqueléticas, como dor lombar, possivelmente como resultado da diminuição da capacidade da musculatura abdominal para controlar a coluna lombar da pélvis. Em separações graves, o segmento anterior da parede abdominal é composto apenas por pele, fáscia, gordura subcutânea e peritoneu. A falta de suporte abdominal proporciona menor proteção ao feto. Os casos graves de diástase recti podem evoluir para herniação das vísceras abdominais através da separação da parede abdominal **(Kisner e Colby., 1996).**

A diástase do reto abdominal (DRA) é uma ocorrência comum no pós-parto. Universalmente, a alteração mais óbvia e visível durante a gravidez é a expansão da parede abdominal e, embora a maioria dos abdómens se adapte muito bem a este estiramento, outros sofrem danos extensos. Uma estrutura particularmente afetada pela expansão do abdómen é a linha alba, o tecido conjuntivo complexo que liga os músculos abdominais esquerdo e direito. A largura da linha alba é conhecida como distância inter-recti e varia normalmente ao longo do seu comprimento, desde o xifoide até à sínfise púbica **(lee., 2007).**

A diástase recti abdominis (DRA) refere-se à separação dos dois músculos recti abdominis e é quantificada pela distância inter-recti (IRD). A diástase recti abdominal (DRA) pode ocorrer em mulheres nas últimas fases da gravidez e manter-se imediatamente e no início do pós-parto. Os relatos de casos publicados indicam uma resolução parcial da (DRA) às 4 semanas, 8 semanas ou 12 semanas após o parto.

Coldron et al. também relataram que a maior parte da recuperação da (IRD) ocorreu em 8 semanas. Não se registaram mais melhorias no final do primeiro ano, o que sugere que a recuperação parcial da (DRA) ocorre após o parto, mas é incompleta mesmo após um ano **(Liaw et al., 2011).**

A diástase do reto é uma das condições anatómicas que pode levar à projeção anterior da parede abdominal, podendo também ocorrer problemas funcionais, como lombalgias e hérnias **(Mendes et al., 2007).**

A anatomia da bainha do reto anterior abaixo do umbigo contém as 4 camadas da parede abdominal. A força adicional nestas camadas pode ser a razão para a diminuição da incidência abaixo do umbigo. Além disso, a separação do reto abdominal é menor, em média, abaixo do umbigo, o que sugere que talvez os critérios para a (DRA) abaixo do umbigo devam ser diferentes devido a esta diferença anatómica **(Parker et al., 2009).**

Durante a gravidez, o útero em crescimento estica os músculos do abdómen. Isto pode fazer com que as duas grandes bandas paralelas de músculos que se encontram no meio do abdómen se separem, uma condição chamada diástase recti abdominis. A diástase recti pode causar uma protuberância no meio do abdómen onde os dois músculos se separam. A condição pode ser percetível apenas quando os músculos abdominais estão tensos, como durante a tosse **(Harms., 2014).**

A diástase rectal pode desenvolver-se no final da gravidez, mas é normalmente mais visível logo após o parto. A separação muscular diminui frequentemente nos meses que se seguem. No entanto, pode permanecer algum grau de separação até um ano após o parto. A diástase recti pode enfraquecer os músculos abdominais, causando dores lombares e dificultando o levantamento de objectos ou outras actividades diárias de rotina **(Harms., 2014).**

A diástase recti é uma separação dos músculos rectos abdominais na linha média, na linha alba. Qualquer separação superior a 2 cm ou à largura de dois dedos é considerada significativa. Não é exclusiva das mulheres grávidas, mas é frequentemente observada nesta população. A incidência aumenta à medida que a gravidez avança, atingindo um pico no terceiro trimestre **(Dreeben., 2012).**

O reto abdominal nasce da 5ª, 6ª e 7ª cartilagens costais e insere-se na crista da púbis. Na ponta do xifoide, no umbigo e a meio caminho, há três intersecções tendinosas transversais constantes; abaixo do umbigo há por vezes uma quarta. Estas intersecções só são visíveis na face anterior do músculo e aqui aderem à bainha anterior do reto. Posteriormente, não estão presentes e, consequentemente, o músculo reto está completamente livre atrás **(Ellis., 2006).**

A diástase recti abdominal (DRA) é comum na grávida e na cliente pós-parto e nem sempre se corrige naturalmente após o parto, podendo mesmo agravar-se à medida que a mulher envelhece **(Parker et al., 2009).**

As consequências de uma diástase persistente do reto abdominal não são totalmente conhecidas, mas foi detectada uma relação entre a (DRA) e o diagnóstico de incontinência urinária de esforço, incontinência fecal e prolapso dos órgãos pélvicos. Também é possível que a vantagem mecânica das duas barrigas do reto abdominal esteja comprometida, podendo assim afetar a força muscular e o potencial desenvolvimento de dor lombopélvica **(porter., 2013).**

Alterações durante a gravidez:

Durante a gravidez ou no período pós-parto, as mulheres estão predispostas a desenvolver diástase recti abdominal devido às alterações hormonais e biomecânicas a que estão sujeitas. Durante o ano fértil, ocorrem alterações histoquímicas devido aos diferentes níveis de hormonas maternas. O tecido conjuntivo de todo o corpo corre, portanto, o risco de se lesionar ou de predispor as estruturas que suporta a lesões. A linha alba é uma rafe tendinosa que vai desde o processo xifoide até à sínfise púbica e, por isso, está sob a influência destas alterações hormonais. Juntamente com o amolecimento hormonal da linha alba, o feto em crescimento exerce uma tensão cada vez maior sobre a parede abdominal. Como resultado, a grande quantidade de tensão numa estrutura já enfraquecida produz uma predisposição para a separação **(Boissonnault e Blaschak., 1988).**

Durante a gravidez, a linha alba reduz a resistência à tensão e as duas barrigas do (AR) curvam-se à volta da parede abdominal, aumentando a separação da linha média dos dois músculos (AR) ao longo da linha alba. Este intervalo, a distância inter-rectal (DIR), é frequentemente referido como diástase recti abdominal (DRA) **(Mota et al., 2012).**

Postula-se que o aumento do (IRD) seja causado por influências hormonais e alterações biomecânicas e estruturais, principalmente do reto abdominal e da linha alba durante a gravidez. A alteração do ângulo de fixação e, consequentemente, do ângulo de tração do músculo, coloca o reto abdominal numa posição mecanicamente desfavorável **(Hsia**

e Jones, 2000).

À medida que o feto cresce, o útero expande-se da pélvis para a região abdominal. Para acomodar este crescimento, os músculos abdominais esticam, enfraquecem e separam-se, criando a diástase recti abdominis, ou seja, a separação das duas barrigas do músculo reto ao longo da linha alba. A separação não é dolorosa nem prejudicial para a mãe ou para o bebé e, normalmente, localiza-se acima e abaixo do umbigo, onde o abdómen é mais esticado, mas pode percorrer todo o comprimento da linha alba **(Stillerman ., 2006).**

A relaxina é produzida principalmente pelo corpo lúteo, tanto em mulheres grávidas como não grávidas; aumenta até atingir um pico aproximadamente 14 dias após a ovulação e depois diminui na ausência de gravidez, resultando na menstruação. Durante o primeiro trimestre da gravidez, os níveis aumentam e a relaxina adicional é produzida pela decídua. O seu papel na gravidez humana continua a ser investigado, uma vez que, nos seres humanos, o seu pico é atingido durante as 14 semanas do primeiro trimestre e no parto e acredita-se que amolece a sínfise púbica **(Mohamed., 2011).**

A perda da integridade do núcleo, associada ao volume e ao peso do útero, favorece a inclinação pélvica anterior e o aumento da compressão lombar. Com a ajuda da hormona relaxina, uma hormona sintetizada nos ovários e armazenada na placenta, que relaxa os ligamentos elásticos dos ossos pélvicos, as ancas alargam e as costelas expandem-se até 2 a 3 centímetros anterio-lateralmente. A relaxina também amolece o tecido conjuntivo para dar espaço ao útero em crescimento e tornar as articulações mais flexíveis. Para manter uma postura erecta, a mulher inclina-se para trás, comprimindo ainda mais a coluna lombar e a musculatura. Os ombros rodam lateralmente e a coluna cervical compensa com a protracção do pescoço (comprimindo assim as vértebras cervicais e contribuindo para a fraqueza das mãos e para a síndrome do túnel cárpico) **(Stillerman., 2006).**

À medida que o bebé se desenvolve, os músculos rectos abdominais e os ligamentos de suporte da mãe desenvolvem uma grande extensibilidade (estiramento). A libertação de uma hormona chamada relaxina é uma parte fundamental do plano da Mãe Natureza para assegurar um ambiente de repouso confortável para o feto e um parto normal seguro. No entanto, um problema comum ocorre à medida que a barriga cresce e os músculos recti começam a afastar-se lateralmente da linha média. Isto deve-se normalmente a uma pressão excessiva da parede abdominal que sobrecarrega (ou rasga) a linha alba, uma linha tendinosa mediana concebida para separar os dois músculos rectos. Quando funciona corretamente, o tendão liga eficazmente os músculos recti à linha média, proporcionando um suporte abdominal ótimo **(Dalton., 2007).**

Durante a gravidez, os músculos abdominais devem alongar-se para acomodar o útero em crescimento e o feto em crescimento. Além disso, as alterações hormonais e o aumento do stress mecânico colocado nos músculos abdominais podem resultar numa separação indolor da linha alba, que é formada pelo cruzamento das fibras da aponeurose desses músculos abdominais. Os músculos rectos separam-se na linha média, criando uma (DRA) **(Huber e Wells., 2006).**

Durante a gravidez, as alterações hormonais causadas pelas hormonas relaxina, progesterona e estrogénio, combinadas com o crescimento uterino, provocam o alongamento dos músculos abdominais, afectando principalmente o músculo reto abdominal. Além disso, a inclinação pélvica anterior, com ou sem hiperlordose lombar, afecta o ângulo de inserção dos músculos pélvicos e abdominais, influenciando a biomecânica postural. Além disso, gera um défice no apoio dos órgãos abdominais pélvicos. Além disso, à medida que a gravidez avança e o músculo abdominal se estica, ocorre uma perda do vetor de força e uma diminuição da força de contração dos músculos rectos abdominais **(Rett et al., 2009).**

As saliências da parede abdominal são causadas pelo estiramento de toda a parede abdominal e não apenas da linha alba. Assim, podem ocorrer saliências significativas da parede abdominal sem diástase e os abdómens planos podem apresentar uma diástase **(Brauman., 2008).**

Duas em cada três mulheres sofrem uma separação dos músculos rectos abdominais, o músculo longo localizado no meio do abdómen, durante a gravidez. A combinação de fraqueza abdominal, alterações hormonais, aumento de peso e grande quantidade de tensão numa estrutura já enfraquecida produz uma predisposição para a separação **(Bursch., 1987).**

Factores predisponentes:

As mulheres com (DRA) têm maior probabilidade de ter bebés maiores e de ter ganho mais peso durante a gravidez. A diástase do reto abdominal é também mais frequente em mães de múltiplos e naquelas que deram à luz por cesariana. A incidência de (DRA) aumenta à medida que a idade e a paridade da mãe aumentam **(Parker et al., 2009).**

As mulheres podem ter mais probabilidades de desenvolver diástase recti como resultado da gravidez se tiverem mais de 35 anos, se tiverem uma gravidez múltipla, se tiverem um bebé com um peso elevado à nascença ou se tiverem gravidezes repetidas. Durante a gravidez, os exercícios abdominais agressivos após o primeiro trimestre também podem contribuir para o desenvolvimento de diástase rectal **(Harms., 2014).**

Muitos factores levam as mulheres a suspeitar de diástase rectal, como gravidez múltipla, polihidrâmnios, multíparas, mulheres com uma pélvis estreita e um bebé grande e mulheres com músculos abdominais fracos antes da gravidez. Quando a diástase recti não é tratada, pode levar a problemas a longo prazo, como postura anormal e dores nas costas **(Robson e Waugh., 2008).**

Os músculos abdominais são esticados e alongados durante a gravidez e podem separar-se ao longo da linha alba, que se tornou mais macia e elástica. Acredita-se que as tensões hormonais e mecânicas colocadas na parede abdominal facilitam esta separação **(Robson e Waugh., 2008).**

Valor normal de (DRA):

A linha alba pode ser considerada normal até uma largura de 15 mm no xifoide, até 22 mm no ponto de referência 3 cm acima do umbigo e até 16 mm no ponto de referência 2 cm abaixo do umbigo em mulheres nulíparas **(Beer et al., 2009).**

A diástase recti abdominis (DRA) é definida como a separação dos músculos recti abdomini como resultado do alargamento da linha alba durante a gravidez, (RAD) pode variar entre uma pequena lacuna de 2-3cm de largura e 12-15cm de comprimento, até um espaço que mede 12-20cm de largura e que se estende quase a todo o comprimento dos músculos recti **(Boxer e Jones., 1997).**

Em mulheres com idade entre 20 e 45 anos, a largura da linha alba normal é altamente variável. As medidas médias de largura encontradas no estudo de 150 mulheres nulíparas foram 7 mm ± 5 mm no xifoide, 13 mm ± 7 mm acima do umbigo e 8 mm ± 6 mm abaixo do umbigo **(lee., 2007).**

<u>Prevalência de (DRA):</u>

(Parker et al., 2009) definiram a (DRA) como uma separação superior a 2 dedos de largura entre as duas barrigas rectas abdominais no, acima ou abaixo do umbigo. Os resultados mostraram que a (DRA) apareceu pela primeira vez no segundo trimestre; foi a mais severamente separada no terceiro trimestre; e parcialmente resolvida, mas ainda presente, em ambos os grupos pós-parto. Ele também mostrou uma diminuição na presença de (DRA) de 66% no grupo do terceiro trimestre para 53% no grupo do pós-parto imediato. A diástase do reto abdominal estava presente em 36% do grupo do pós-parto tardio, que incluía mulheres com 5 semanas a 3 meses de pós-parto. Ele também apoia a teoria de que a aptidão abdominal antes da gravidez influencia a incidência de (DRA).

Uma vez que os dois músculos recti estão ligados ao meio pela linha alba, o alargamento ocorre, de facto, como resultado do estiramento e adelgaçamento da linha alba, com uma incidência registada de 66% durante o terceiro trimestre. Pode persistir em 30-60% das mulheres durante o período pós-parto em diferentes locais ao longo da linha alba **(Hsia e Jones., 2000).**

(Parker et al., 2009) verificaram que apenas 11% das (DRA) se encontravam abaixo do umbigo e que nunca estavam presentes abaixo sem estarem também presentes no umbigo ou acima dele. Cinquenta e dois por cento das (DRA) foram encontradas no umbigo e 37% acima do umbigo.

Na população uroginecológica, 52% das pacientes apresentavam uma (DRA). 66% destas mulheres tinham pelo menos uma disfunção do pavimento pélvico relacionada com o apoio (incontinência urinária de esforço (IUE), incontinência fecal e/ou prolapso dos órgãos pélvicos) **(lee., 2007).**

As diástases recti abdominis estão ausentes nas mulheres não grávidas e no primeiro trimestre, aparecem no segundo trimestre e atingem o pico no terceiro trimestre. A incidência permanece elevada no pós-parto imediato e diminui no pós-parto tardio, embora não se resolva espontaneamente em todas as mulheres **(Boissonnult e Blaschak., 1988).**

A diástase do reto abdominal nem sempre desaparece espontaneamente após o parto e pode continuar após o período de 6 semanas pós-parto. Pode ocorrer acima, abaixo ou ao nível do umbigo, mas parece ser menos comum abaixo do umbigo **(Dreeben., 2012).**

Mesmo que a (DRA) não tenha estado presente durante a gravidez, pode ter-se desenvolvido uma separação durante a segunda fase do trabalho de parto. A (DRA) nem sempre se resolve espontaneamente após o parto e pode persistir na fase pós-parto. A prevalência de (DRA) no pós-parto imediato é de cerca de 35%. Assim, a (DRA) deve ser avaliada e tratada antes de se iniciar um reforço abdominal agressivo **(Huber e Wells., 2006).**

<u>Importância da avaliação:</u>

O (IRD) deve desaparecer para cerca de 20 mm até às 8 semanas pós-parto, o que equivale à largura de 1-2 dedos. No entanto, nalgumas mulheres, o (IRD) não regressa aos valores normais até 12 meses após o parto. Assim, os fisioterapeutas devem examinar o intervalo entre os rectos após o parto. Se este parecer ser persistente (DRA), devem ser dados conselhos sobre exercício físico **(porter., 2013).**

Para acomodar o útero em expansão, e devido às influências hormonais da gravidez, a linha alba fica esticada e amolecida. Isto coloca os músculos abdominais em desvantagem e, frequentemente, os músculos rectos abdominais separam-se da linha alba que os une. Se não for durante a gravidez, a diástase recti pode desenvolver-se durante a segunda fase do trabalho de parto, especialmente se houver uma retenção excessiva da respiração durante a realização da força. Consequentemente, a parede abdominal deve ser verificada quanto à diástase recti após o parto **(Stephenson e O'Connor., 2000).**

A presença de (DRA) reduz a capacidade dos músculos da parede abdominal para contribuírem com o seu papel no alinhamento, movimento e estabilidade do tronco e da cintura pélvica; apoio das vísceras pélvicas; e através do aumento da pressão intra-abdominal, expiração forçada, defecação, micção, vómitos e esforço durante a segunda fase do trabalho de parto. Assim, o controlo da (DRA) deve ser feito a partir do segundo trimestre e continuar durante o resto da gravidez e na fase pós-parto **(Huber e Wells., 2006).**

Deve ser dada especial atenção à avaliação da parede abdominal. A diástase recti abdominal é um problema comum que pode comprometer a força e a função da musculatura da parede abdominal. A diástase recti é uma separação dos músculos rectos abdominais na linha alba. A causa precipitante mais comum é a gravidez. A diástase recti abdominis é normalmente observada em crianças até aos 2 anos de idade **(Ferguson e Gerwin, 2005).**

Durante a gravidez, é importante verificar regularmente se os músculos rectos se separam devido ao alongamento da banda fibrosa que os une como uma costura central. Esta separação é designada por diástase recti. Esta condição é normalmente observada após o quinto mês, mas pode ser observada mais cedo nas mulheres que a retiveram de uma gravidez anterior. Muitas mulheres notam a protuberância na linha média da parede abdominal quando se levantam do chão depois de fazerem exercício ou quando saem da cama ou do banho. Embora a diástase recti seja indolor, pode provocar dores nas costas devido à fraqueza da parede abdominal **(Feinbloom., 2007).**

A grande maioria das grávidas, cerca de 80 a 90 por cento, desenvolverá uma diástase no último trimestre. Outras causas não relacionadas com a gravidez para esta separação muscular são a obesidade e a doença pulmonar obstrutiva crónica. A menos que as mulheres grávidas e no pós-parto aprendam a fazer exercício e a utilizar corretamente os músculos abdominais, estas queixas podem afetar as suas gravidezes e recuperações prolongadas **(Stillerman., 2006).**

Chiarello et al. verificaram que uma (DRA) significativa estava presente em 90% do grupo de não praticantes de exercício físico e em apenas 12,5% do grupo de praticantes de exercício físico. Os autores concluíram que a incidência e o grau de (DRA) são significativamente menores nas grávidas que praticam exercício físico do que nas que não praticam **(Parker et al., 2009).**

O facto de mais de metade da população de doentes ter (DRA), e de as pessoas com (DRA) terem uma maior probabilidade de disfunção do pavimento pélvico, aponta para a necessidade de examinar melhor as mulheres nesta fase da vida. Também apoia a ideia de que a (DRA) deve ser detectada o mais cedo possível para evitar disfunções futuras **(Parker et al., 2009).**

Os fisioterapeutas avaliam o (IRD) no período pré-natal e pós-natal utilizando a largura dos dedos. No entanto, a fiabilidade da medição dos dedos é fraca, devido a variações individuais na largura dos dedos **(Hsia e Jones., 2000).**

É evidente que a (DRA) deve ser corretamente avaliada para que, caso ocorra, possam ser recomendados exercícios específicos na tentativa de evitar problemas futuros, como o agravamento da (DRA) numa futura gravidez ou o comprometimento da função uroginecológica **(Rett et al., 2009).**

Os fisioterapeutas precisam de ter instrumentos de medição fiáveis para avaliar os resultados da sua prática clínica. É necessário um método de medição preciso e fiável (DRA) para permitir aos fisioterapeutas avaliar com precisão a eficácia dos programas de reabilitação dos músculos abdominais durante o período pós-parto **(Boxer e Jones., 1997).**

A avaliação da (DRA) e o valor a ser considerado são especialmente importantes entre os fisioterapeutas, pois esses profissionais se preocupam com a função e integridade física dos indivíduos, assim a atuação do fisioterapeuta em obstetrícia exige cada vez mais informações sobre a avaliação e identificação da (DRA), o que pode contribuir para o desenvolvimento de estratégias de prevenção e tratamento **(Rett et al., 2012).**

Diferentes métodos de avaliação:

Os fisioterapeutas que trabalham em obstetrícia não têm a certeza do que deve ser considerado (DRA) nas pacientes pós-parto e quais as medidas a adotar. Assim, investigações no contexto da fisioterapia obstétrica são importantes, pois fornecem ferramentas para justificar a necessidade de um tratamento precoce e bem fundamentado. Assim, é fundamental investigar a (DRA) em mulheres no pós-parto atendidas no sistema público de saúde para estabelecer referências de (DRA), definir o perfil da paciente e desenvolver estratégias de prevenção e tratamento durante o puerpério **(Rett et al., 2009).**

A distância inter-rectais (DIR) tem sido medida com precisão com (US), no entanto, requer equipamento dispendioso e formação extensiva do examinador. Os paquímetros digitais são baratos e fáceis de utilizar, mas a sua utilização para medir a distância inter-rectal (DIR) não foi validada **(Chiarello e Mcauley, 2013).**

Em fisioterapia, os métodos de avaliação mais utilizados para avaliar a (IRD) são a palpação e os paquímetros. Existem métodos mais recentes para aceder aos tecidos musculares e conjuntivos, como a Tomografia Computorizada (TC), a Ressonância Magnética (RM) e a Ecografia (US) **(Mota et al., 2012).**

A ecografia é considerada um padrão de ouro na avaliação da diástase do músculo reto, sendo considerada um método preciso para medir (DRA) acima do umbigo e ao nível do umbigo. A tomografia computorizada (TC) e a ressonância magnética (RM) são atualmente consideradas os métodos de escolha para examinar a parede abdominal. No entanto, estes métodos são dispendiosos e (CT) expõe os pacientes à radiação **(Barbosa et al., 2013).**

A palpação não é um instrumento de medição fiável, apesar de o posicionamento do doente e a colocação dos dedos terem sido normalizados, devido às diferenças na largura dos dedos, pelo que é necessário um instrumento fiável, barato e prático. Um instrumento de medição preciso forneceria dados objectivos para o diagnóstico e a reabilitação. **(Bursch., 1987).**

A maioria dos autores utiliza parâmetros subjectivos (número de dedos) para a medição da (DRA), mas é necessário um método de avaliação fiável, prático e de fácil manuseamento. Assim, utiliza-se o paquímetro para a mensuração da (DRA) que está de acordo com o padrão internacional de medidas, oferecendo suas medidas em milímetros ou polegadas **(Mesquita et al., 1999).**

A localização da medida da (DRA) e como avaliá-la é uma questão importante. Alguns autores recomendam que a região avaliada deve estar próxima ao umbigo, 4,5 cm acima e 4,5 cm abaixo do umbigo. Outros estudos utilizam exames de imagem, mas as formas mais simples e comuns são com o paquímetro e o número de dedos. Boxer e Jones utilizaram um paquímetro, tendo como pontos de referência 4,5 cm acima e abaixo do umbigo, e encontraram elevada fiabilidade entre as medidas **(Rett et al., 2009).**

Calibre:

Os paquímetros Vernier são amplamente utilizados nas profissões de fabrico. São utilizados para muitas aplicações diferentes em que é necessária uma precisão de milésimos de polegada ou centésimos de milímetro. Os paquímetros Vernier são normalmente utilizados para medir comprimentos de objectos, determinar distâncias entre orifícios em peças e medir diâmetros interiores e exteriores de cilindros. Os paquímetros Vernier estão disponíveis numa vasta gama de comprimentos com diferentes tipos de maxilas e graduações de escala **(Robert e John., 2006).**

O paquímetro pode ser utilizado para medir o interior, o exterior ou a profundidade. Os paquímetros digitais são considerados muito mais fáceis de utilizar. Apresenta a medida real diretamente no ecrã digital **(Abdo., 2010).**

O paquímetro digital substitui agora o paquímetro de mostrador, pois permite ler o valor diretamente a partir de um único visor LCD. Todos os paquímetros digitais permitem zerar o ecrã em qualquer ponto ao longo da corrediça, permitindo o mesmo tipo de medições diferenciais que o paquímetro de mostrador, mas sem a necessidade de ler números que podem estar de cabeça para baixo. A lâmina de um paquímetro digital pode normalmente ser bloqueada através de uma alavanca ou de um parafuso de polegar **(Media., 2009).**

O paquímetro digital eletrónico proporciona medições fáceis, rápidas e sem erros, além de análise e documentação de controlo estatístico de processos. Funciona a pilhas ou a energia solar e, à exceção da mandíbula móvel, tem muito poucas peças mecânicas expostas. Possui também um botão que permite ao utilizador escolher a medida em polegadas ou métrica, que pode ser lida a partir de um visor digital LCD. As medidas em polegadas são apresentadas com uma precisão de 0,0005 polegadas e as medidas métricas com uma precisão de 0,01 mm **(Gill., 2003).**

O paquímetro digital oferece várias vantagens em relação aos paquímetros tradicionais, que incluem (a) a leitura da medição num único passo, (b) a possibilidade de definir o zero a partir de qualquer posição de medição, (c) a mudança de polegada/métrica inglesa ocorre com o toque de um botão **(Curtis., 2013).**

O paquímetro digital assemelha-se ao paquímetro universal tradicional. No entanto, a leitura deste novo tipo de paquímetro é gerada eletronicamente e visualizada digitalmente **(Farago e Curtis., 1994).**

Utilizações do compasso de calibre:

A forma das maxilas pode ser concebida para medir apenas superfícies externas ou pode ser dotada de caraterísticas para medir também superfícies internas. Os paquímetros destinados a aplicações gerais estão normalmente equipados com molas de bloqueio internas, como mostra a figura (5) **(Mahrous., 2013).**

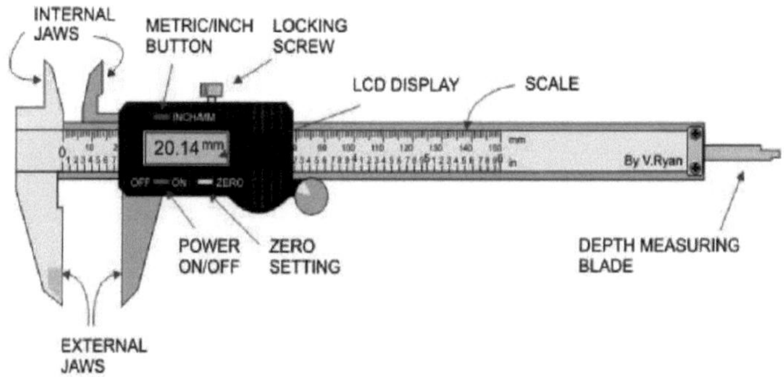

Figura (5): Partes do paquímetro digital eletrónico adaptado de **(Ryan., 2009).**

O paquímetro digital é um instrumento de precisão que pode ser utilizado para medir distâncias internas e externas com extrema exatidão. As versões anteriores deste tipo de instrumento de medição tinham de ser lidas olhando cuidadosamente para a escala imperial ou métrica e era necessária uma visão muito boa para ler a pequena escala deslizante. Os paquímetros manuais ainda podem ser comprados e continuam a ser populares porque são muito mais baratos do que a versão digital. Além disso, a versão digital necessita de uma pequena bateria, ao passo que a versão manual não necessita de qualquer fonte de energia, mas os paquímetros digitais são mais fáceis de utilizar, uma vez que a medição é apresentada de forma clara e, ao premir o botão polegadas/mm, a distância pode ser lida como métrica ou imperial **(Ryan., 2009).**

O paquímetro é uma ferramenta que pode ser utilizada para medir as dimensões exteriores, as dimensões interiores ou a profundidade dos orifícios **(Vern., 2003).**

CAPÍTULO 3

Sujcitos, materiais e métodos

Assuntos:

Participaram neste estudo 30 mulheres voluntárias no período puerperal, todas elas com estes critérios após um parto normal.

Foram selecionados a partir de clínicas ambulatórias do hospital universitário Ain Shams.

Critérios de inclusão:

1. As suas idades variavam entre os 20 e os 35 anos.

2. Todos os indivíduos tinham entre 4 e 20 semanas de pós-parto após o parto normal.

3. A sua paridade variava entre 1 e 3, todos os indivíduos estavam médica e fisicamente estáveis de modo a não afetar os resultados.

4. Todos os sujeitos assinaram um formulário de consentimento (anexo I) antes de participarem no estudo.

5. Todos os sujeitos registaram uma ficha de dados pessoais (anexo II).

Critérios exclusivos:

Os indivíduos foram excluídos se apresentassem qualquer um dos seguintes critérios:

1- Mulheres grávidas.

2- Indivíduos que tenham sido submetidos a cirurgia à coluna, cirurgia abdominal ou cesariana.

3- Indivíduos que sofrem de dores agudas nas costas, no pescoço ou abdominais.

Instrumentação:

1- Foi utilizado um paquímetro eletrónico digital de 6 polegadas, 150 milímetros (mm), com ecrã LCD, alimentado por bateria, polegada/métrica (mm), intervalo de 0-6 polegadas, precisão de +/-0,001 polegadas, fabricado na Alemanha, para medir a diástase rectal nos indivíduos em milímetros, tanto na posição ativa como na posição de repouso.

É composto por quatro mandíbulas, duas grandes e duas pequenas, três botões no paquímetro digital, o botão on/off para ligar ou desligar e o botão zero para efetuar uma medição e o botão mm/polegada se necessitar de a medir em métrica ou em polegadas, e um parafuso de bloqueio para manter a leitura no lugar para evitar a perda da leitura localizada na parte superior do paquímetro.

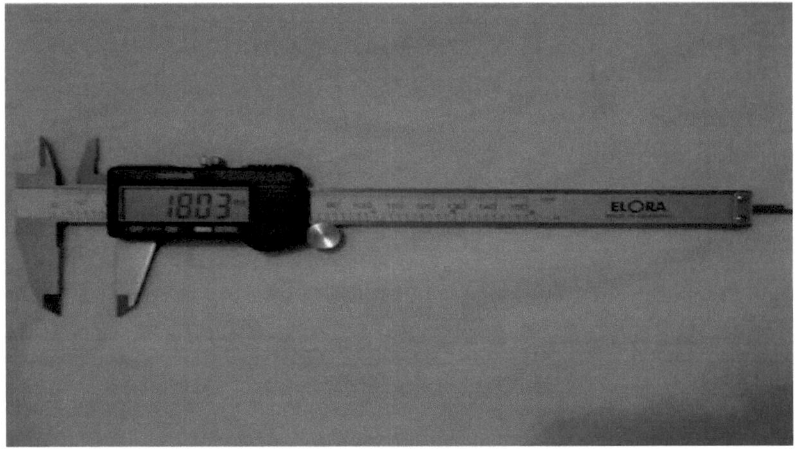

Figura (6): Paquímetro digital eletrónico.

2- Toalhetes para limpar todas as faces da pinça e a barra da pinça.

3- Marcador solúvel em água para marcar os locais de medição, de modo a garantir a normalização com medidas repetidas.

4- Foi utilizada uma fita métrica para localizar os locais de medição.

Procedimentos:

A-Preparação do compasso de calibre:

Antes de iniciar a avaliação, foram efectuadas as seguintes tarefas:

1. Certificar-se de que a peça a medir está limpa.

2. Limpar todas as faces de medição e a barra do paquímetro, não foram permitidas soluções orgânicas para obter uma leitura precisa.

3. Verifique se todos os botões, interruptores e o ecrã LCD respondem bem.

4. Ligar o instrumento e certificar-se de que a leitura está a 0.

5. Desapertar o parafuso de bloqueio da escala deslizante da pinça.

6. Mova a escala deslizante do compasso de calibre para trás e para a frente para garantir uma ação suave. Utilize a roda do polegar do cursor para mover o cursor.

7. Deslocar a escala deslizante de modo a que as grandes maxilas planas do compasso de calibre sejam totalmente pressionadas uma contra a outra.

8. Prima o botão mm/polegada para selecionar o padrão mm em metros.

9. Prima novamente os botões zero para o colocar a 0.

B-Técnica de medição:

- Marcar os três locais de medição com uma caneta hidrossolúvel: 4,5 cm acima do ponto médio umbilical, ao nível umbilical e 4,5 cm abaixo do ponto médio umbilical.

- O examinador palpou os bordos mediais dos ventres dos músculos rectos abdominais direito e esquerdo nos locais marcados. As maxilas de medição internas (pequenas) do paquímetro foram posicionadas nos locais dos dedos palpadores e ajustadas à largura percepcionada (IRD).

- Introduzir as pequenas mandíbulas do paquímetro, chamado paquímetro interno (os seus bordos são curvados para fora), no local de medição.

- Expandir as mandíbulas para pressionar ligeiramente os bordos das barrigas dos músculos rectos abdominais.

- Segurar o corpo do compasso de calibre perpendicularmente à direção dos músculos. Permitir que as mandíbulas do paquímetro se inclinem na distância entre os bordos dos ventres dos músculos rectos abdominais.

- Estender as maxilas para assegurar que o diâmetro total é medido. Isto pode ser conseguido segurando uma mandíbula no lugar e varrendo a outra mandíbula para trás e para a frente. Quando a mandíbula que está a ser balançada já não tem espaço para balançar.

- O parafuso de bloqueio foi apertado para que se possa efetuar uma medição precisa, mesmo que as maxilas sejam "batidas" contra os lados quando as maxilas são retiradas.

- O paquímetro foi entregue a um registador imparcial que registou os resultados, os quais são apresentados no visor LCD, como se pode ver na figura (7).

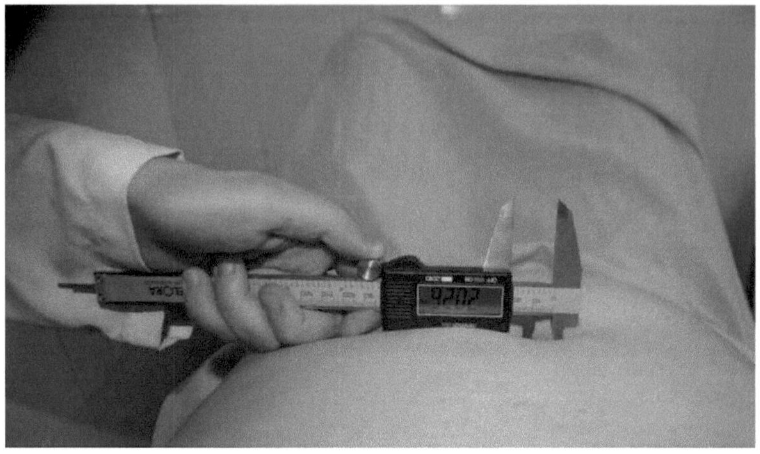

Figura (7): Representação da técnica de medição utilizando um paquímetro digital eletrónico.

A distância inter-rectal foi medida em 3 locais, em 2 condições: com os músculos abdominais em repouso e com os músculos abdominais contraídos. Todas as medições foram efectuadas durante uma única sessão e o examinador não tinha conhecimento das medições.

Foram efectuadas duas medições para cada sujeito:

1- Uma medição em repouso foi efectuada enquanto o indivíduo estava deitado em posição de decúbito dorsal, com os joelhos dobrados a 90 graus, com ambas as mãos apoiadas nas coxas e uma almofada atrás da cabeça, para determinar a posição de repouso dos bordos mediais dos músculos rectos abdominais, Foi pedido ao sujeito que inclinasse a cabeça ligeiramente para a frente enquanto o investigador apalpava os bordos mediais do músculo, depois foi pedido ao sujeito que voltasse à posição de repouso com os dedos do investigador no seu lugar, e a medida de repouso foi então tomada utilizando o paquímetro como na (Fig. 7,8,9).

2- Medida ativa em que se contrai o músculo reto abdominal, pedindo ao sujeito que levante a cabeça e os ombros para a frente e leve as mãos aos joelhos. Foi-lhe dada a instrução de manter a posição, que correspondia ao ponto em que os ângulos inferiores da omoplata se encontravam fora da cama. Isto foi determinado pelo investigador com uma mão colocada junto ao ângulo inferior das omoplatas, como na Fig.10, 11, 12.

Estas medições foram testadas três vezes com um intervalo mínimo de 5 minutos entre cada teste.

Foi dada a cada sujeito a oportunidade de praticar a atividade antes do teste.

<u>A padronização do uso do paquímetro e o cegamento das medições foram assegurados pela adesão ao seguinte protocolo:</u>

I. Os bordos do paquímetro de medição foram posicionados contra os bordos mediais dos músculos rectos abdominais e com o paquímetro perpendicular à superfície a medir.

II. O instrumento foi posicionado com o ecrã LCD virado para o investigador.

II. Uma vez obtida a medição, o instrumento foi entregue a um registador imparcial que registou os resultados.

V. O registador fechou os calibres antes de os devolver ao investigador.

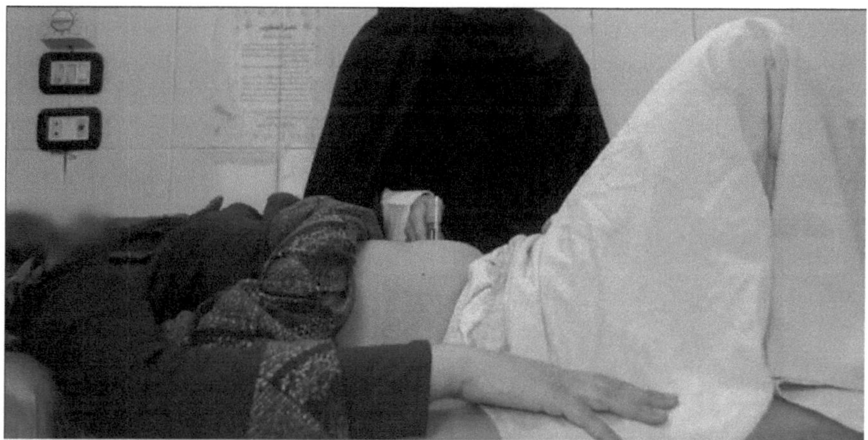

Figura (8): Medição (IRD) ao nível do umbigo durante o repouso.

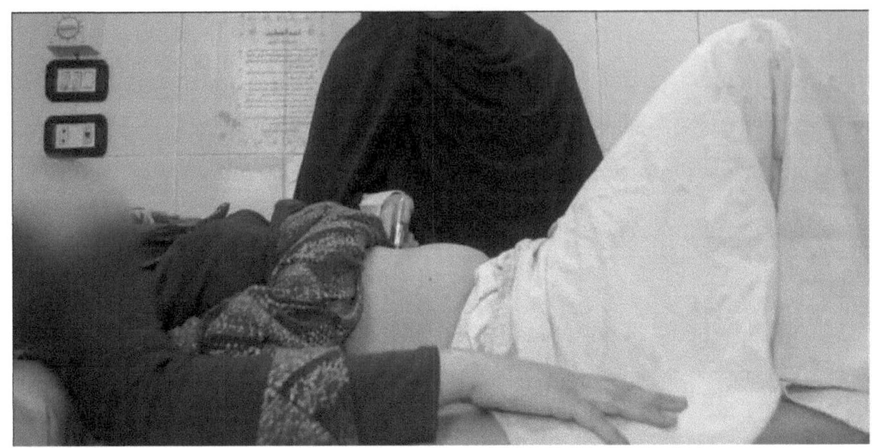

Figura (9): Medição (IRD) acima do nível do umbigo durante o repouso.

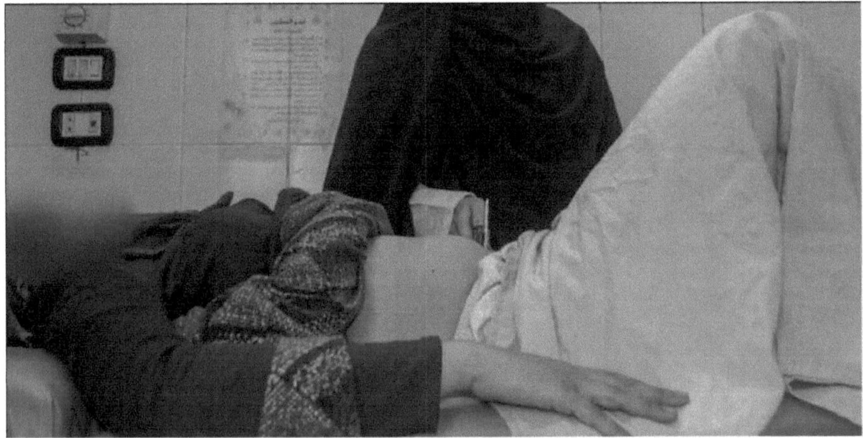

Figura (10): Medição (IRD) abaixo do nível do umbigo durante o repouso.

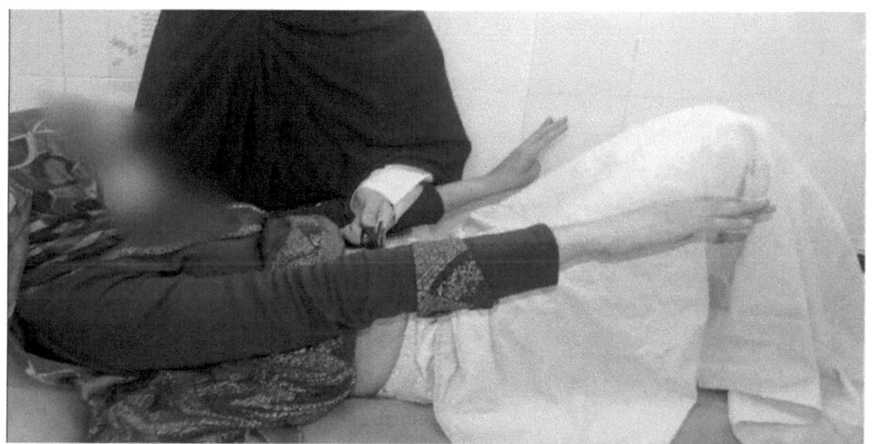

Figura (11): Medição (IRD) ao nível do umbigo durante a ação.

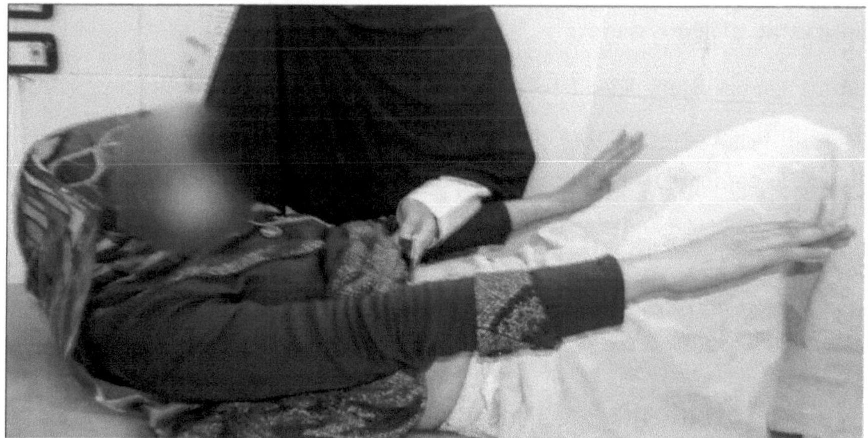

Figura (12): Medição (IRD) acima do nível do umbigo durante a ação.

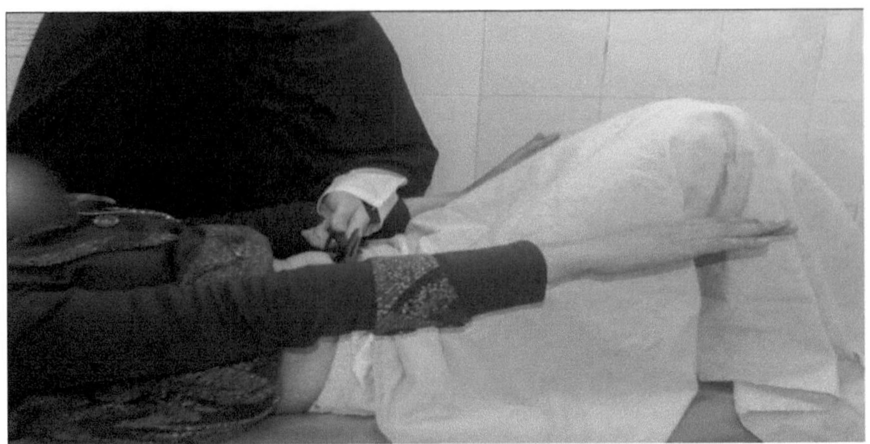

Figura (13): Medição (IRD) abaixo do nível do umbigo durante a ação.

Análise estatística dos dados:

Foram utilizadas estatísticas descritivas sob a forma de média e desvio-padrão e foi também utilizada a análise de variância (ANOVA) para determinar a fiabilidade das medições do compasso de calibre tanto no estado de repouso como no estado ativo.

CAPÍTULO 4

Análise dos resultados

Este estudo foi realizado para investigar a fiabilidade intra-avaliador do paquímetro digital eletrónico na avaliação da (RAD). As variáveis dependentes do estudo foram o (IRD) ao nível do umbigo, acima do umbigo e abaixo do umbigo, em duas condições: com os músculos abdominais em repouso e com os músculos abdominais contraídos. Todas as variáveis foram medidas três vezes com o paquímetro digital eletrónico. A variável independente foi o paquímetro digital eletrónico e foi estudado um grupo.

A fiabilidade do paquímetro digital eletrónico para medir a distância inter-rectal (IRD) foi estabelecida testando 30 indivíduos e três leituras diferentes foram feitas pelo mesmo examinador. A distância inter-rectais (IRD) foi registada em 30 indivíduos e foram efectuadas três leituras diferentes pelo mesmo examinador.

MÉTODOS ESTATÍSTICOS:

Os dados foram analisados utilizando o IBM SPSS advanced statistics versão 20 (SPSS Inc., Chicago, IL). Os dados numéricos foram expressos como média e desvio padrão ou mediana e intervalo, conforme apropriado. Para dados quantitativos normalmente distribuídos, a comparação entre medidas repetidas pelo mesmo examinador foi efectuada utilizando a análise de variância (ANOVA) com medidas repetidas. O teste de fiabilidade para medidas repetidas contínuas pelo mesmo examinador foi efectuado utilizando o coeficiente de correlação intra-classe (ICC).

Tabela (1): Descrição das diferentes variáveis:

	Válido N	Média	Desvio padrão	Mediana	Mínimo	Máximo
Idade do doente	30	27.5	4.7	28.0	20.0	35.0
umbilicus_rest_1st leitura	30	21.85	7.54	21.56	9.93	35.69
umbilicus_rest_2nd leitura	30	22.04	7.92	22.87	10.16	35.85
umbilicus_rest_3rd leitura	30	22.20	7.48	20.13	12.71	40.56
umbilicus_active_1st leitura	30	9.84	2.49	8.71	6.85	16.32
umbilicus_active_2nd leitura	30	9.83	2.25	9.31	7.00	14.51
umbilicus_active_3rd leitura	30	8.57	2.03	8.13	5.68	13.95

Above_umbilicus_rest_1st leitura	30	25.09	9.84	23.65	11.27	42.65
Above_umbilicus_rest_2nd reading	30	24.47	9.70	23.21	11.29	44.35
Above_umbilicus_rest_3rd reading	30	25.29	9.88	23.67	11.61	44.79
above_umbilicus_active_1st leitura	30	9.76	2.91	9.53	5.42	17.92
above_umbilicus_active_2nd leitura	30	9.38	3.08	8.97	5.15	16.73
above_umbilicus_active_3rd leitura	30	9.57	2.88	8.75	6.19	17.09
below_umbilicus_rest_1st leitura	30	18.58	4.89	20.91	10.36	24.50
abaixo_umbilicus_rest_2nd leitura	30	17.96	4.83	19.74	8.12	25.94
abaixo_umbilicus_rest_3rd leitura	30	16.87	4.09	18.48	9.00	22.56
below_umbilicus_active_1st leitura	30	9.40	2.24	8.72	5.88	13.69
below_umbilicus_active_2nd leitura	30	7.25	1.93	7.07	4.25	12.75
below_umbilicus_active_3rd leitura	30	7.86	2.11	7.52	4.35	12.74

(1) Fiabilidade intra-teste do paquímetro digital eletrónico na avaliação da distância inter-recti (DIR) ao nível do umbigo em repouso:

Quando utilizamos o paquímetro digital eletrónico na avaliação da distância inter-rectais (DRI) ao nível do umbigo em repouso, as variáveis dependentes foram a 1ª, 2ª e 3ª leitura ao nível do umbigo em repouso, como mostra a tabela (2).

Tabela(2): Variáveis dependentes ao nível do umbigo em repouso:

Fator 1	Variável dependente
1	repouso do umbigo 1st leitura
2	repouso do umbigo 2nd leitura
3	repouso do umbigo 3rd leitura

A média e (DP) do (IRD) ao nível do umbigo em repouso, medido por um paquímetro digital eletrónico na 1ª, 2ª e 3ª leituras, foram apresentados na tabela (3) abaixo.

Tabela (3): Estatística descritiva: média e (DP) do (IRD) ao nível do umbigo em repouso medido por um paquímetro digital eletrónico na 1ª, 2ª e 3ª leitura.

	Média	Desvio Std. Desvio	N
repouso do umbigo 1st leitura	21.8503	7.53960	30
repouso do umbigo 2nd leitura	22.0447	7.91648	30
repouso do umbigo 3rd leitura	22.1997	7.48467	30

A figura seguinte representa a escala para a média e (DP) do (IRD) ao nível do umbigo em repouso, medido com um paquímetro digital eletrónico na 1ª, 2ª e 3ª leituras. Os pontos representam a média e as barras de erro representam o desvio padrão.

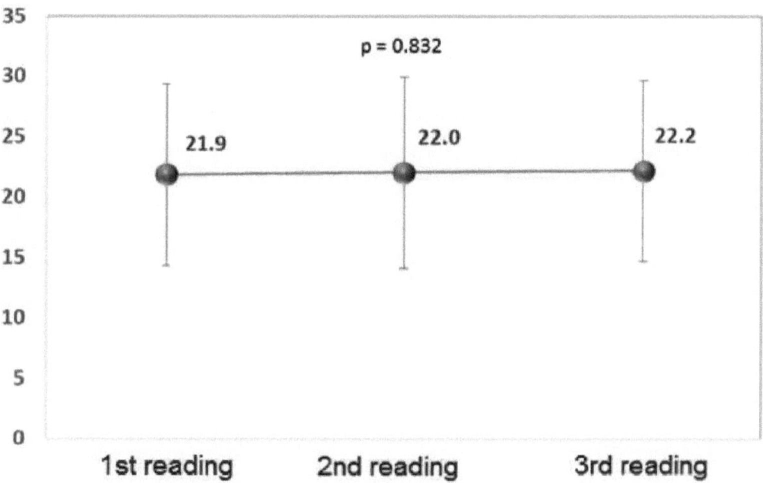

Figura (14): Média e (DP) do (IRD) ao nível do umbigo em repouso medido por um paquímetro digital eletrónico na [1ª], [2ª] e [3ª] leitura.

* As barras de erro representam o desvio padrão.

Tabela(4):Testes multivariados ao nível do umbigo em repouso:

Efeito	Valor	valor de p
Lambda de Wilks	.987	.832

Quando o valor de p é superior a 0,05, isso indica que não há diferença significativa (NS) entre as leituras 1st, 2nd e 3rd, mas se o valor de p for inferior a 0,05, isso indica que há diferença significativa (S) entre as leituras 1st, 2nd e 3rd. Assim, ao nível do umbigo em repouso, não há diferença significativa entre as leituras 1st, 2nd e 3rd.

Tabela (5): Comparações entre pares ao nível do umbigo em repouso (1^{a}, 2^{a}, 3ª leitura).

(I) factor1	(J) factor1	Diferença média (I-J)	Erro Std.	valor de p	Intervalo de confiança de 95% para a diferença	
					Inferior Ligado	Superior Ligado
1	2	-.194	.462	1.000	-1.368	.979
	3	-.349	.632	1.000	-1.955	1.256
2	3	-.155	.674	1.000	-1.867	1.557

As comparações entre pares ao nível do umbigo em repouso (1.ª, 2.ª e 3.ª leituras) asseguram que não há diferenças significativas entre as leituras 1.ª, 2.ª e 3.ª, como se pode ver na tabela (5).

Tabela (6): Coeficiente de correlação intraclasse (CCI) para a fiabilidade do paquímetro digital eletrónico para a medição (IRD) ao nível do umbigo em repouso (1ª, 2ª e 3ª leituras).

	Correlação Intraclasse	Intervalo de confiança de 95%		Teste F com valor verdadeiro 0			
		Limite inferior	Limite superior	Valor	df1	df2	Significado
Medidas individuais	.909	.841	.952	30.917	29	58	.000

Como mostra a tabela (6): A fiabilidade do paquímetro digital eletrónico para medir o (IRD) ao nível do umbigo em repouso foi avaliada utilizando o coeficiente de correlação intra-classe (ICC). O valor do (CCI) varia entre 0 e 1, sendo que os valores mais próximos de 1 representam uma maior fiabilidade. O (ICC) para a fiabilidade do paquímetro digital eletrónico para medir o (IRD) ao nível do umbigo em repouso foi de (0,909), o que indica uma concordância quase perfeita.

(ICC) pode ser interpretada da seguinte forma:

0-0,2 indica uma fraca concordância:

0,3-0,4 indica uma concordância razoável;

0,5-0,6 indica uma concordância moderada;

0,7-0,8 indica uma forte concordância; e

>0,9 indica uma concordância quase perfeita.

(2) Fiabilidade intra-teste do paquímetro digital eletrónico na avaliação da distância inter-recti (DIR) ao nível do umbigo em ação:

Quando utilizamos o paquímetro digital eletrónico na avaliação da distância inter-recti (DRI) ao nível do umbigo no momento da ação, as variáveis dependentes foram a 1.ª, 2.ª e 3.ª leituras ao nível do umbigo no momento da ação, como mostra a tabela (7).

Tabela(7): Variáveis dependentes ao nível do umbigo em repouso:

Factor1	Variável dependente
1	ação 1st do umbigo leitura
2	ação umbilicus 2nd leitura
3	ação umbilicus 3rd leitura

A média e o (DP) do (IRD) ao nível do umbigo no momento da ação, medidos por um paquímetro digital eletrónico na 1ª, 2ª e 3ª leituras, são apresentados no quadro (8) abaixo.

Tabela (8): Estatística descritiva: média e (DP) do (IRD) ao nível do umbigo no momento da ação medido por um paquímetro digital eletrónico na 1ª, 2ª e 3ª leitura.

	Média	Desvio Std. Desvio	N
repouso do umbigo 1st leitura	9.8430	2.49452	30
repouso do umbigo 2nd leitura	9.8280	2.25033	30
repouso do umbigo 3rd leitura	8.5690	2.03341	30

A figura seguinte representa a escala para a média e o (DP) do (IRD) ao nível do umbigo no momento da ação, medido com um paquímetro digital eletrónico na 1ª, 2ª e 3ª leituras. Os pontos representam a média e as barras de erro representam o desvio padrão.

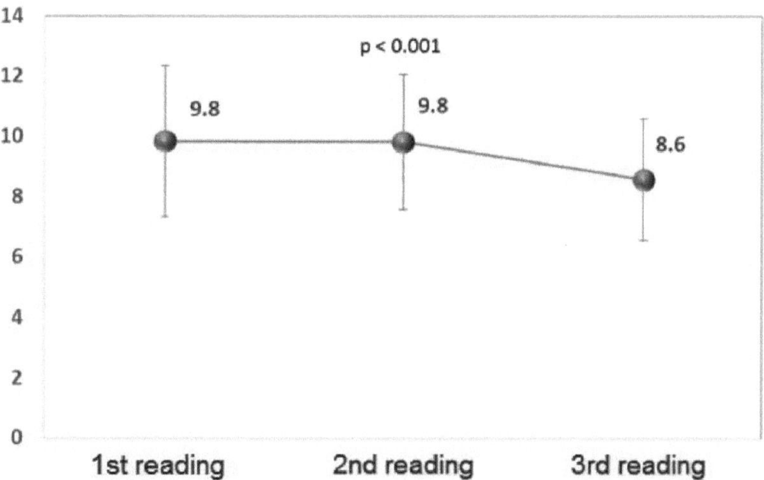

Figura (15): Média e (DP) do (IRD) ao nível do umbigo em ação medido pelo paquímetro digital eletrónico na 1ª, 2ª e 3ª leitura.

* As barras de erro representam o desvio padrão.

Tabela(9):Testes multivariados ao nível do umbigo em ação:

Efeito	Valor	valor de p
Lambda de Wilks	.511	<0.001

Quando o valor de p é superior a 0,05, isso indica que não há diferença significativa (NS) entre as leituras 1st, 2nd e 3rd, mas se o valor de p for inferior a 0,05, isso indica que há diferença significativa (S) entre as leituras 1st, 2nd e 3rd. Assim, ao nível do umbigo em ação, existe uma diferença significativa entre as leituras 1st, 2nd e 3rd.

Tabela (10): Comparações entre pares ao nível do umbigo na ação (1^{1a}, 2^{2a}, 3^{3a} leitura).

(I) factor1	(J) factor1	Diferença média (I-J)	Erro Std.	valor de p	Intervalo de confiança de 95% para a diferença	
					Limite inferior	Limite superior
1	2	.015	.284	1.000	-.706	.736
	3	1.274*	.324	**.001**	.451	2.097
2	3	1.259*	.249	**<0.001**	.627	1.891

As comparações entre pares ao nível do umbigo na ação ($1.^{a}$, $2.^{a}$ e $3.^{a}$leituras) asseguram que existe uma diferença significativa entre as leituras $1.^{a}$, $2.^{a}$ e $3.^{a}$, como se pode ver na tabela (10).

Tabela (11): Coeficiente de correlação intraclasse (CCI) para a fiabilidade do paquímetro digital eletrónico para medição (IRD) ao nível do umbigo em ação (^{1a}, ^{2a} e ^{3a} leituras)

	Correlação Intraclasse	Intervalo de confiança de 95%		Teste F com valor verdadeiro 0			
		Limite inferior	Limite superior	Valor	df1	df2	Significado
Medidas individuais	.759	.611	.867	10.468	29	58	.000

Como mostra a tabela (11): A fiabilidade do paquímetro digital eletrónico para medir o (IRD) ao nível do umbigo durante a ação foi avaliada utilizando o coeficiente de correlação intraclasse (ICC). O valor do (CCI) varia entre 0 e 1, sendo que os valores mais próximos de 1 representam uma maior fiabilidade. O (ICC) para a fiabilidade do paquímetro digital eletrónico para medir o (IRD) ao nível do umbigo durante a ação foi de (0,759), o que indica uma concordância quase perfeita.

<u>(ICC) pode ser interpretada da seguinte forma:</u>

0-0,2 indica uma fraca concordância:

0,3-0,4 indica uma concordância razoável;

0,5-0,6 indica uma concordância moderada;

0,7-0,8 indica uma forte concordância; e

>0,9 indica uma concordância quase perfeita.

<u>(3) Fiabilidade intra-teste do paquímetro digital eletrónico na avaliação da distância inter-recti (DIR) acima do nível do umbigo em repouso:</u>

Quando utilizamos o paquímetro digital eletrónico na avaliação da distância inter-rectais (DRI) acima do nível do umbigo em repouso, as variáveis dependentes foram a 1ª, 2ª e 3ª leituras acima do nível do umbigo em repouso, como mostra a tabela (12).

Tabela(12): Variáveis dependentes acima do nível do umbigo em repouso:

factor1	Variável dependente
1	Acima do umbigo repouso 1ª leitura
2	Acima do umbigo repouso 2nd leitura
3	Acima do umbigo repouso 3rd leitura

A média e (DP) do (IRD) acima do nível do umbigo em repouso, medido por um paquímetro digital eletrónico na 1ª, 2ª e 3ª leituras, foram apresentados na tabela (13) abaixo.

Tabela (13): Estatística descritiva: média e (DP) do (IRD) acima do nível do umbigo em repouso medido por um paquímetro digital eletrónico na 1ª, 2ª e 3ª leitura.

	Média	Desvio Std. Desvio	N
umbilicus_rest_1st leitura	25.0920	9.84132	30
umbilicus_rest_2nd leitura	24.4653	9.69907	30

umbilicus_rest_3rd leitura	25.2877	9.88292	30

A figura seguinte representa a escala para a média e (DP) do (IRD) acima do nível do umbigo em repouso, medido com um paquímetro digital eletrónico na 1ª, 2ª e 3ª leituras. Os pontos representam a média e as barras de erro representam o desvio padrão.

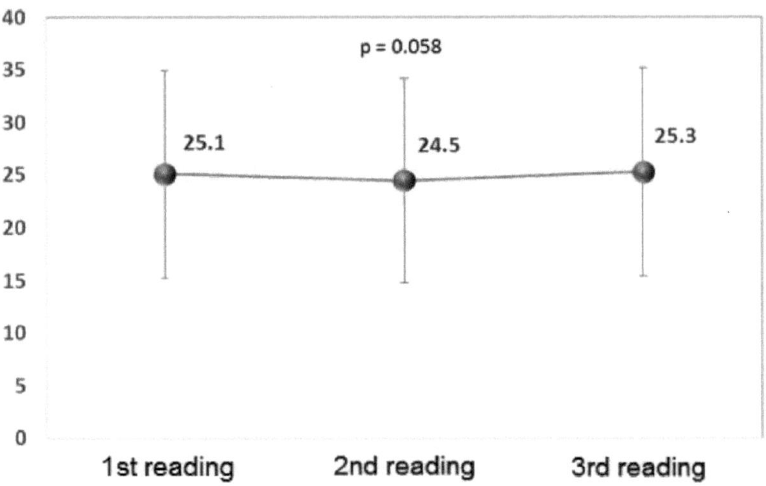

Figura (16): Média e (DP) do (IRD) acima do nível do umbigo em repouso medido por um paquímetro digital eletrónico na 1ª, 2ª e 3ª leitura.

* As barras de erro representam o desvio padrão.

Tabela (14): Testes multivariados acima do nível do umbigo em repouso:

Efeito	Valor	valor de p
Lambda de Wilks	.816	.058

Quando o valor de p é superior a 0,05, isso indica que não há diferença significativa (NS) entre as leituras 1st, 2nd e 3rd, mas se o valor de p for inferior a 0,05, isso indica que há diferença significativa (S) entre as leituras 1st, 2nd e 3rd. Assim, acima do nível do umbigo em repouso, não há diferença significativa entre as leituras 1st, 2nd e 3rd.

Tabela (15): Comparações entre pares acima do nível do umbigo em repouso (1st, 2nd, 3rd reading).

(I) factor1	(J) factor1	Diferença média (I-J)	Erro Std.	valor de p	Intervalo de confiança de 95% para a diferença	
					Limite inferior	Limite superior
1	2	.627	.335	.215	-.225	1.478
	3	-.196	.338	1.000	-1.055	.663
2	3	-.822	.337	.063	-1.679	.034

As comparações entre pares acima do nível do umbigo em repouso (leitura 1st, 2nd, $3^{rd)}$ asseguram que não há diferença significativa entre as leituras 1st, 2nd e 3rd, como se pode ver na tabela (15).

Tabela (16): Coeficiente de correlação intraclasse (CCI) para a fiabilidade do paquímetro digital eletrónico para medir (IRD) acima do nível do umbigo em repouso (1^{1a}, 2^{2a}, 3^{3a} leitura).

	Correlação Intraclasse	Intervalo de confiança de 95%		Teste F com valor verdadeiro 0			
		Limite inferior	Limite superior	Valor	df1	df2	Significado
Medidas individuais	.982	.968	.991	167.719	29	58	.000

Como se mostra na tabela (16): A fiabilidade do paquímetro digital eletrónico para medir o (IRD) acima do nível do umbigo em repouso foi avaliada utilizando o coeficiente de correlação intraclasse (ICC). O valor do (CCI) varia entre 0 e 1, sendo que os valores mais próximos de 1 representam uma maior fiabilidade. O coeficiente de correlação intraclasse (ICC) para a fiabilidade do paquímetro digital eletrónico para a medição do IRD acima do umbigo em repouso foi de (0,982), o que indica uma concordância quase perfeita.

(ICC) pode ser interpretada da seguinte forma:

0-0,2 indica uma fraca concordância:

0,3-0,4 indica uma concordância razoável;

0,5-0,6 indica uma concordância moderada;

0,7-0,8 indica uma forte concordância; e

>0,9 indica uma concordância quase perfeita.

(4) Fiabilidade intra-teste do paquímetro digital eletrónico na avaliação da distância inter-recti (DIR) acima do nível do umbigo em ação:

Quando utilizamos o paquímetro digital eletrónico na avaliação da distância inter-rectal (DRI) acima do nível do umbigo no momento da ação, as variáveis dependentes foram a 1.ª, 2.ª e 3.ª leituras acima do nível do umbigo no momento da ação, como mostra a tabela (17).

Tabela(17): Variáveis dependentes acima do nível do umbigo na ação:

factorl	Variável dependente
1	Acima do umbigo ação 1st leitura
2	Acima do umbigo ação 2nd leitura
3	Acima do umbigo ação 3rd leitura

A média e o (DP) do (IRD) acima do nível do umbigo no momento da ação, medidos por um paquímetro digital eletrónico na 1ª, 2ª e 3ª leituras, são apresentados no quadro (18) abaixo.

Tabela (18): Estatística descritiva: média e (DP) do (IRD) acima do nível do umbigo no momento da ação, medido por um paquímetro digital eletrónico na 1ª, 2ª e 3ª leituras.

	Média	Desvio Std. Desvio	N
umbilicus_rest_1st leitura	9.7637	2.90692	30
umbilicus_rest_2nd leitura	9.3797	3.07572	30
umbilicus_rest_3rd leitura	9.5653	2.88083	30

A figura seguinte representa a escala para a média e (DP) do (IRD) acima do nível do umbigo no momento da ação, medido por um paquímetro digital eletrónico na 1ª, 2ª e 3ª leituras. Os pontos representam a média e as barras de erro representam o desvio padrão.

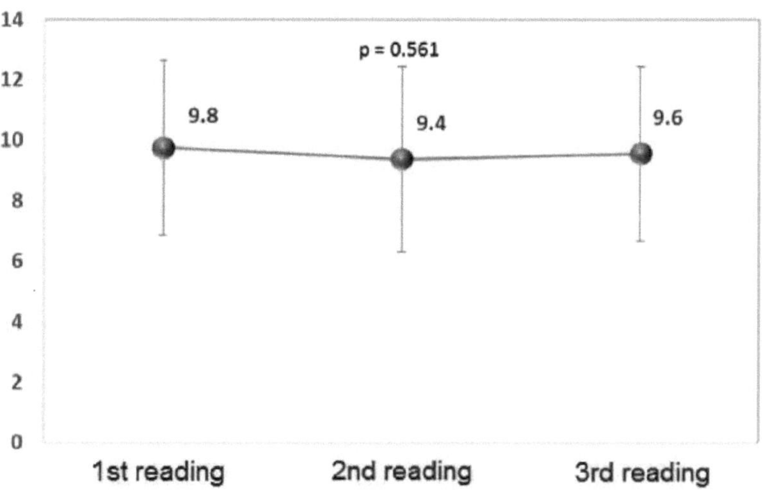

Figura (17): Média e (DP) do (IRD) acima do nível do umbigo no momento da ação medido por um paquímetro digital eletrónico na 1ª, 2ª e 3ª leitura.

* As barras de erro representam o desvio padrão.

Tabela(19):Testes multivariados acima do nível do umbigo em ação:

Efeito	Valor	valor de p
Lambda de Wilks	.960	.561

Quando o valor de p é superior a 0,05, isso indica que não há diferença significativa (NS) entre as leituras 1st, 2nd e 3rd, mas se o valor de p for inferior a 0,05, isso indica que há diferença significativa (S) entre as leituras 1st, 2nd e 3rd. Assim, acima do nível do umbigo em ação, não há diferença significativa entre as leituras 1st, 2nd e 3rd.

Tabela (20): Comparações entre pares acima do nível do umbigo na ação ($1^{1ª}$, $2^{2ª}$, $3^{3ª}$ leitura).

(I) factor1	(J) factor1	Diferença média (I-J)	Erro Std.	valor de p	Intervalo de confiança de 95% para a diferença	
					Limite inferior	Limite superior
1	2	.384	.347	.833	-.498	1.266
	3	.198	.352	1.000	-.697	1.094
2	3	-.186	.347	1.000	-1.069	.697

As comparações entre pares acima do nível do umbigo na ação (1.ª, 2.ª e 3.ª leituras) asseguram que não há diferença significativa entre as leituras 1.ª, 2.ª e 3.ª, como se pode ver na tabela (20).

Tabela (21): Coeficiente de correlação intraclasse (ICC) para a fiabilidade do paquímetro digital eletrónico para medir (IRD) acima do nível do umbigo em ação (1st, 2nd, 3rd leitura).

	Correlação Intraclasse	Intervalo de confiança de 95%		Teste F com valor verdadeiro 0			
		Limite inferior	Limite superior	Valor	df1	df2	Significado
Medidas individuais	.791	.656	.886	12.342	29	58	.000

Como mostra a tabela (21): A fiabilidade do paquímetro digital eletrónico para medir o (IRD) acima do nível do umbigo durante a ação foi avaliada utilizando o coeficiente de correlação intra-classe (ICC). O valor do (CCI) varia entre 0 e 1, sendo que os valores mais próximos de 1 representam uma maior fiabilidade. O (ICC) para a fiabilidade do paquímetro digital eletrónico para medir o (IRD) acima do nível do umbigo no momento da ação foi de (0,791), o que indica uma forte concordância.

(ICC) pode ser interpretada da seguinte forma:

0-0,2 indica uma fraca concordância:

0,3-0,4 indica uma concordância razoável;

0,5-0,6 indica uma concordância moderada;

0,7-0,8 indica uma forte concordância; e

>0,9 indica uma concordância quase perfeita.

(5) Fiabilidade intra-teste do paquímetro digital eletrónico na avaliação da distância inter-recti (DIR) abaixo do nível do umbigo em repouso:

Quando utilizamos o paquímetro digital eletrónico na avaliação da distância inter-rectais (DRI) abaixo do nível do umbigo em repouso, as variáveis dependentes foram a 1ª, 2ª e 3ª leitura abaixo do nível do umbigo em repouso, como mostra a tabela (22).

Tabela(22): Variáveis dependentes abaixo do nível do umbigo em repouso:

factorl	Variável dependente
1	Abaixo do umbigo repouso 1ª leitura
2	Abaixo do umbigo repouso 2nd leitura
3	Abaixo do umbigo repouso 3rd leitura

A média e (DP) do (IRD) abaixo do nível do umbigo em repouso, medidos com um paquímetro digital eletrónico na 1ª, 2ª e 3ª leituras, são apresentados na tabela (23) abaixo.

Tabela (23): Estatística descritiva: média e (DP) do (IRD) abaixo do nível do umbigo em repouso medido por um paquímetro digital eletrónico na 1ª, 2ª e 3ª leitura.

	Média	Desvio Std. Desvio	N
umbilicus_rest_1st leitura	18.5797	4.88698	30
umbilicus_rest_2nd leitura	17.9560	4.83264	30
umbilicus_rest_3rd leitura	16.8713	4.09114	30

A figura seguinte representa a escala para a média e (DP) do (IRD) abaixo do nível do umbigo em repouso, medido com um paquímetro digital eletrónico na 1ª, 2ª e 3ª leituras. Os pontos representam a média e as barras de erro representam o desvio padrão.

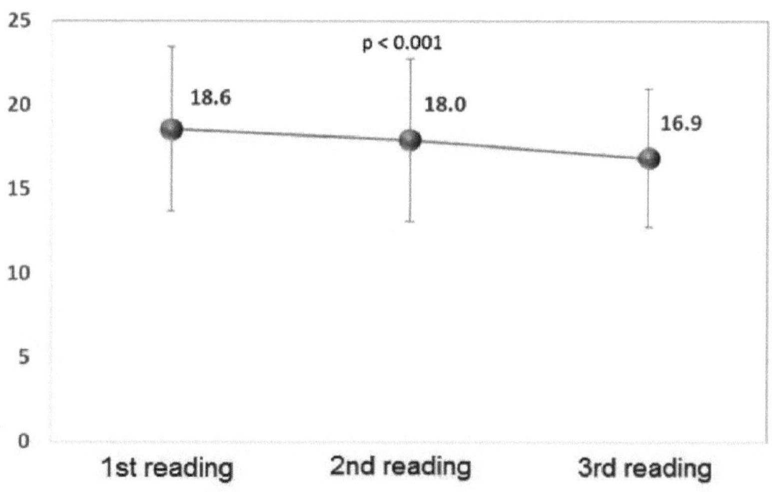

Figura (18): Média e (DP) do (IRD) abaixo do nível do umbigo em repouso medido por um paquímetro digital eletrónico na 1ª, 2ª e 3ª leitura.

* As barras de erro representam o desvio padrão.

Tabela (24): Testes multivariados abaixo do nível do umbigo em repouso:

Efeito	Valor	valor de p
Lambda de Wilks	.557	**<0.001**

Quando o valor de p é superior a 0,05, isso indica que não há diferença significativa (NS) entre as leituras 1st, 2nd e 3rd, mas se o valor de p for inferior a 0,05, isso indica que há diferença significativa (S) entre as leituras 1st, 2nd e 3rd. Assim, abaixo do nível do umbigo em repouso, há uma diferença significativa entre as leituras 1st, 2nd e 3rd.

Tabela (25): Comparações entre pares abaixo do nível do umbigo em repouso (1^{a}, 2^{a}, 3ª leitura).

(I) factor1	(J) factor1	Diferença média (I-J)	Erro Std.	valor de p	Intervalo de confiança de 95% para a diferença	
					Limite inferior	Limite superior
1	2	.624	.398	.384	-.388	1.635
	3	1.708*	.364	.000	.783	2.634
2	3	1.085*	.373	.021	.137	2.032

As comparações entre pares abaixo do nível do umbigo em repouso (leitura 1st, 2nd, $3^{rd)}$ asseguram que existe uma diferença significativa entre as leituras 1st, 2nd e 3rd, como se pode ver na tabela (25).

Tabela (26): Coeficiente de correlação intraclasse (CCI) para a fiabilidade do paquímetro digital eletrónico para medir (IRD) abaixo do nível do umbigo em repouso (^{1a}, ^{2a} e ^{3a} leituras).

	Correlação Intraclasse	Intervalo de confiança de 95%		Teste F com valor verdadeiro 0			
		Limite inferior	Limite superior	Valor	df1	df2	Significado
Medidas individuais	.899	.825	.947	27.742	29	58	.000

Como se mostra na tabela (26): A fiabilidade do paquímetro digital eletrónico para medir o (IRD) abaixo do nível do umbigo em repouso foi avaliada utilizando o coeficiente de correlação intraclasse (ICC). O valor do (CCI) varia entre 0 e 1, sendo que os valores mais próximos de 1 representam uma maior fiabilidade. O (ICC) para a fiabilidade do paquímetro digital eletrónico para a medição do (IRD) abaixo do nível do umbigo em repouso foi de (0,899), o que indica uma forte concordância.

<u>(ICC) pode ser interpretada da seguinte forma:</u>

0-0,2 indica uma fraca concordância:

0,3-0,4 indica uma concordância razoável;

0,5-0,6 indica uma concordância moderada;

0,7-0,8 indica uma forte concordância; e

>0,9 indica uma concordância quase perfeita.

<u>(6) Fiabilidade intra-teste do paquímetro digital eletrónico na avaliação da distância inter-recti (DIR) abaixo do nível do umbigo em ação:</u>

Quando utilizamos o paquímetro digital eletrónico na avaliação da distância inter-recti (DRI) abaixo do nível do umbigo no momento da ação, as variáveis dependentes foram a 1.ª, 2.ª e 3.ª leituras abaixo do nível do umbigo no momento da ação, como mostra a tabela (27).

Tabela(27): Variáveis dependentes abaixo do nível do umbigo na ação:

factor1	Variável dependente
1	Abaixo do umbigo_ ação _1^{st} leitura
2	Abaixo do umbigo_ ação _2^{nd} leitura
3	Abaixo do umbigo_ ação _3^{rd} leitura

A média e (DP) do (IRD) abaixo do nível do umbigo no momento da ação, medidos por um paquímetro digital eletrónico na 1ª, 2ª e 3ª leituras, foram apresentados na tabela (28) abaixo.

Tabela (28): Estatística Descritiva: média e (DP) do (IRD) abaixo do nível do umbigo no momento da ação medido por um paquímetro digital eletrónico na ^{1a}, ^{2a} e ^{3a} leitura.

	Média	Desvio Std. Desvio	N
umbilicus_rest_1st leitura	9.4027	2.23685	30
umbilicus_rest_2nd leitura	7.2463	1.93205	30
umbilicus_rest_3rd leitura	7.8553	2.11390	30

A figura seguinte representa a escala para a média e (DP) do (IRD) abaixo do nível do umbigo no momento da ação, medido por um paquímetro digital eletrónico na ^{1a}, ^{2a} e ^{3a} leituras. Os pontos representam a média e as barras de erro representam o desvio padrão.

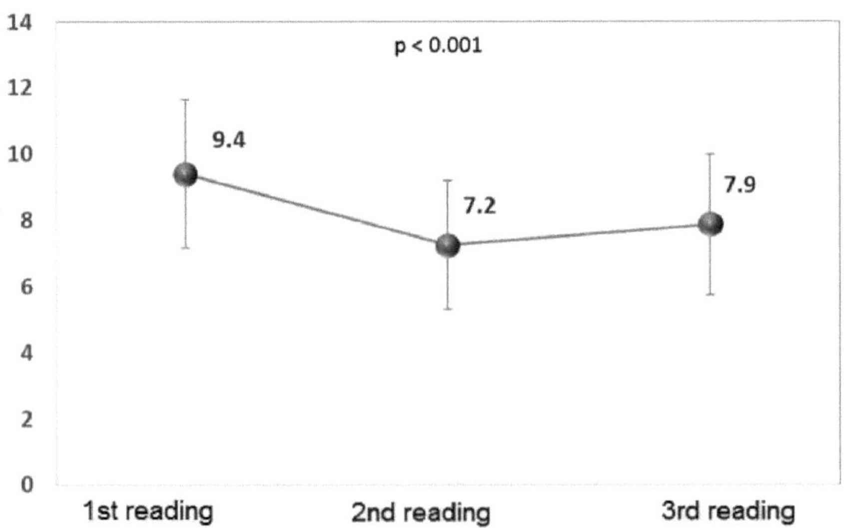

Figura (19): Média e (DP) do (IRD) abaixo do nível do umbigo no momento da ação medido por um paquímetro digital eletrónico na ^{1a}, ^{2a} e ^{3a} leitura.

* As barras de erro representam o desvio padrão.

Tabela(29):Testes multivariados abaixo do nível do umbigo na ação:

Efeito	Valor	valor de p
Lambda de Wilks	.376	**<0.001**

Quando o valor de p é superior a 0,05, isso indica que não há diferença significativa

(NS) entre as leituras 1st, 2nd e 3rd, mas se o valor de p for inferior a 0,05, isso indica que há diferença significativa (S) entre as leituras 1st, 2nd e 3rd. Assim, abaixo do nível do umbigo em ação, há uma diferença significativa entre as leituras 1st, 2nd e 3rd.

Tabela (30): Comparações entre pares abaixo do nível do umbigo na ação (1^{1a}, 2^{2a}, 3^{3a} leitura).

(I) factor1	(J) factor1	Diferença média (I-J)	Erro Std.	valor de p	Intervalo de confiança de 95% para a diferença	
					Limite inferior	Limite superior
1	2	2.156*	.337	**<0.001**	1.301	3.012
	3	1.547	.265	**<0.001**	.873	2.222
2	3	-.609	.287	.127	-1.338	.120

As comparações entre pares abaixo do nível do umbigo na ação (1.ª, 2.ª e 3.ª leituras) asseguram que existe uma diferença significativa entre as leituras 1.ª, 2.ª e 3.ª, como se pode ver na tabela (30).

Tabela (31): Coeficiente de correlação intraclasse (CCI) para a fiabilidade do paquímetro digital eletrónico para medir (IRD) abaixo do nível do umbigo durante a ação (1.ª, 2.ª e 3.ª leituras).

	Correlação Intraclasse	Intervalo de confiança de 95%		Teste F com valor verdadeiro 0			
		Limite inferior	Limite superior	Valor	df1	df2	Significado
Medidas individuais	.698	.526	.829	7.926	29	58	.000

Como mostra a tabela (31): A fiabilidade do paquímetro digital eletrónico para medir o (IRD) abaixo do nível do umbigo durante a ação foi avaliada utilizando o coeficiente de correlação intra-classe (ICC). O valor do (CCI) varia entre 0 e 1, sendo que os valores mais próximos de 1 representam uma maior fiabilidade. O (ICC) para a fiabilidade do paquímetro digital eletrónico para medir o nível do umbigo abaixo do nível de ação foi de (0,698), o que indica uma concordância moderada.

(ICC) pode ser interpretada da seguinte forma:

0-0,2 indica uma fraca concordância:

0,3-0,4 indica uma concordância razoável;

0,5-0,6 indica uma concordância moderada;

0,7-0,8 indica uma forte concordância; e

>0,9 indica uma concordância quase perfeita.

CAPÍTULO 5

Discussão

Este estudo foi realizado para estabelecer a fiabilidade da medição da diástase do reto abdominal utilizando um compasso de calibre durante o período puerperal. A distância inter-rectal foi medida em 3 locais: ao nível do umbigo, acima do umbigo e abaixo do umbigo, em 2 condições: com os músculos abdominais em repouso e com os músculos abdominais contraídos. Estas medições foram testadas três vezes com um intervalo mínimo de 5 minutos entre cada teste.

Os resultados do presente estudo revelaram o seguinte:

Fiabilidade intra-teste do paquímetro digital eletrónico ao nível do umbigo em repouso:

O (ICC) para a fiabilidade do paquímetro digital eletrónico ao nível do umbigo em repouso foi de (.909), o que indica uma concordância quase perfeita entre as leituras.

Fiabilidade intra-teste do paquímetro digital eletrónico ao nível do umbigo em ação:

O (ICC) para a fiabilidade do paquímetro digital eletrónico ao nível do umbigo durante a ação foi de (.759), o que indica uma forte concordância entre as leituras.

Fiabilidade intra-teste do paquímetro digital eletrónico acima do nível do umbigo em repouso:

O (ICC) para a fiabilidade do paquímetro digital eletrónico acima do nível do umbigo em repouso foi de (.982), o que indica uma concordância quase perfeita entre as leituras.

Fiabilidade intra-teste do paquímetro digital eletrónico acima do nível do umbigo em ação:

O (ICC) para a fiabilidade do paquímetro digital eletrónico acima do nível do umbigo durante a ação foi de (.791), o que indica uma forte concordância entre as leituras.

Fiabilidade intra-teste do paquímetro digital eletrónico abaixo do nível do umbigo em repouso:

O (ICC) para a fiabilidade do paquímetro digital eletrónico abaixo do nível do umbigo em repouso foi de (.899), o que indica uma concordância quase perfeita entre as leituras.

Fiabilidade intra-teste do paquímetro digital eletrónico abaixo do nível do umbigo em ação:

O (ICC) para a fiabilidade do paquímetro digital eletrónico abaixo do nível do umbigo na ação foi (.698), o que indica uma concordância moderada entre as leituras.

Os resultados deste estudo também são apoiados pelos de **(Chiarello e Mcauley., 2013)** que testaram a validade concorrente de paquímetros digitais em comparação com imagens de ultrassom (US) para a medição da distância inter-recti (IRD) em homens e mulheres adultos. Os autores relataram que os paquímetros são uma ferramenta válida para medir a distância inter-rectais acima do umbigo em homens e mulheres. A medição da distância inter-rectal (DIR) com paquímetros abaixo do umbigo não deve ser considerada válida, utilizando a (US) como padrão de critério, mas não foi efectuada qualquer medição umbilical devido a dificuldades técnicas com a (US).

Os nossos resultados também estão de acordo com os de **(Boxer e jones., 1997)** que referem que a diástase do reto abdominal pode ser medida durante o período pós-parto com um elevado grau de fiabilidade quando é utilizado um compasso de calibre, recomendando que as mulheres no período pós-parto sejam testadas para a diástase do reto abdominal com o músculo reto abdominal em repouso e em contração, afirmando também que o compasso de calibre provou ser um instrumento de medição simples, preciso e prático para ser utilizado no teste da diástase do reto abdominal durante o período pós-parto, mas no seu estudo utilizaram o compasso de calibre.

Os resultados do presente estudo também estão de acordo com os de **(Barbosa et al., 2013)** que avaliaram a acurácia do exame clínico com paquímetro em relação ao diagnóstico por imagem (US) na mensuração da diástase do músculo reto abdominal no pós-parto cesáreo em quatro níveis da bainha anterior do músculo reto abdominal na região acima da cicatriz umbilical. Concluíram que os resultados mostram uma boa concordância entre as duas formas de exame, permitindo que o exame clínico seja utilizado no diagnóstico da diástase do músculo reto, quando a ultrassonografia não estiver disponível.

Por outro lado, o compasso de calibre foi validado para testar outros casos, como relatado por **(Quintal et al., 2004)**, que relataram que o compasso de calibre digital pode comparar objetivamente as diferenças entre os movimentos durante o sorriso e a contração nasal, entre as hemifaces nos indivíduos com paralisia facial periférica unilateral.

CAPÍTULO 6

Resumo e conclusão

A avaliação da Diástase do Reto Abdominal (DRA) é importante para os fisioterapeutas, pois estes profissionais se preocupam com a integridade física dos indivíduos, por isso a (DRA) deve ser avaliada adequadamente para que, caso ocorra, possam ser recomendados exercícios específicos na tentativa de evitar problemas futuros, como o agravamento da (DRA) em uma futura gestação ou comprometimento da função uroginecológica, por isso os fisioterapeutas precisam ter instrumentos de medida confiáveis para avaliar o resultado de sua prática clínica e para que possam avaliar com precisão a eficácia dos programas de reabilitação dos músculos abdominais durante o período pós-parto.

Em fisioterapia, os métodos de avaliação mais utilizados para avaliar (IRD) são a palpação e os paquímetros. Existem métodos mais recentes para avaliar o músculo e os tecidos conjuntivos, como a tomografia computorizada (TC), a ressonância magnética (RM) e a ecografia (US). No entanto, estes métodos são dispendiosos e a TC expõe os doentes à radiação, e a palpação não é um instrumento de medição fiável devido às diferenças na largura dos dedos, pelo que é necessário um instrumento fiável, barato e prático. Um instrumento de medição preciso forneceria dados objectivos para o diagnóstico e a reabilitação. Assim, é utilizado um paquímetro digital eletrónico para a medição da (DRA), que está em conformidade com a norma internacional de medidas, oferecendo as suas medidas em milímetros ou polegadas.

Sujeitos: Participaram neste estudo 30 mulheres voluntárias no período puerperal após o parto normal. Foram selecionadas das clínicas de ambulatório do hospital universitário Ain Shams. As suas idades variavam entre os 20 e os 35 anos. Todas as participantes estavam 4 a 20 semanas após o parto normal. A sua paridade variava entre (1 e 3).

Métodos: A distância inter recti foi medida em 3 locais: ao nível do umbigo, acima do umbigo e abaixo do umbigo, em 2 condições: com os músculos abdominais em repouso e com os músculos abdominais contraídos. Estas medições foram testadas três vezes com um intervalo mínimo de 5 minutos entre cada teste.

Resultados: Os resultados mostraram que as medições com o paquímetro digital eletrónico têm uma concordância perfeita durante a medição (IRD) acima do nível do umbigo em repouso, ao nível do umbigo em repouso e abaixo do nível do umbigo em repouso, respetivamente, e têm uma forte concordância durante a medição (IRD) acima do nível do umbigo em ação e ao nível do umbigo em ação, respetivamente, e têm uma concordância moderada na medição (IRD) abaixo do nível do umbigo em ação.

Conclusão: As medidas do paquímetro digital eletrónico, quando avaliadas pelo mesmo examinador, são fiáveis na avaliação do (IRD) ao nível, acima e abaixo do umbigo, em repouso e durante a ação.

Recomendações

De acordo com os resultados da investigação, são feitas as seguintes recomendações:

1. Recomenda-se a realização de mais estudos para investigar a fiabilidade do paquímetro digital eletrónico após uma cesariana.

2. Recomendamos que se teste a validade e a fiabilidade do paquímetro digital eletrónico na avaliação da disfunção do pavimento pélvico.

3. Recomenda-se a realização de mais estudos para investigar a fiabilidade do paquímetro digital eletrónico em mulheres nulíparas.

Referências

Abdo E. (2010): Tecnologia de motores de equipamentos eléctricos. Cengage Learning; 44-51.

Barbosa S, Sa R e Coca VL. (2013): Diástase de reto abdominal no puerpério imediato: correlação entre o diagnóstico por imagem e o exame clínico. Archives of Gynecology & Obstetrics; 288 (2): 299-303.

Beer GM, Schuster A, Seifert B, Manestar M, Mihic-Probst D e Weber SA. (2009): The normal width of the linea alba in nulliparous women. Clinical Anatomy; 22(6):706-711.

Blackburn S. (2012): Maternal, Fetal, & Neonatal Physiology4: Maternal, Fetal, & Neonatal Physiology. Elsevier Ciências da Saúde; 4: 142-144.

Blanchard P. (2005): Diastasis recti abdominis em homens infectados pelo HIV com Lipodistrofia. HIV Medicine; 6, 54-56.

Boissonnault JS e Blaschak MJ. (1988): Incidência de diástase recti abdominis durante o ano fértil. Phys Ther Journal; 68(7):1082-1086.

Boxer S e Jones S. (1997): A fiabilidade intra-avaliador da medição da diástase do reto abdominal utilizando um calibrador. Australian Physiotherapy; 43(2): 109114.

Brauman D. (2008): Diástase recti, anatomia clínica. Plast. Recosurg., Surg.; 122(5):1564-1569.

Bursch SG. (1987): Inter-rater Reliability of Diastasis Recti Abdominis Measurement. Phys. Ther.; 67:1077-1079.

Chiarello CM e Mcauley JA. (2013): Validade concorrente de calibradores e imagens de ultrassom para medir a distância inter-recti. Journal of Orthopedic and Sports Physical Therapy; 43(7): 495-503.

Chiarello CM, Falzone LA, McCaslin KE, Patel MN e Ulery KR. (2005): The Effects of an Exercise Program on Diastasis Recti Abdominis in Pregnant Women. Journal of Women's Health Physical Therapy; 29(1):11-16.

Coldron Y, Stokes M, Newham DJ e Cook K. (2008): Caraterísticas do pós-parto do rectus abdominis em imagens de ultrassom. Manual Therapy; 13(2):112-121.

Curtis M. (2013): Handbook of Dimensional Measurement. Industrial Press; 20-25.

Dalton E. (2007): O milagre da maternidade. Revista de massagem terapêutica; 3846.

Davis B, McKusick V, e O'Rahilly R. (1968): Dorland's pocket medical dictionary: Oxford e IBH publishing co.; 21-540.

DeCherney A, Goodwin T, Nathan L e Laufer N. (2012): Current diagnosis and treatment obstetrics and gynecology: McGraw-Hill Medical Publishing Division; 10: 7-140.

Dreeben O. (2012): Manual Clínico de Fisioterapia para PTAs. Jones and Bartlett publishers; 2: 130.

Dvorak J e Dvorak V. (1990): Manual de Medicina Diagnóstica. Thieme Medical Publishers, Inc.; 285-304.

El Refaye G. (2012): Efeito dos exercícios de fortalecimento abdominal versus cinto abdominal na restauração da eficiência abdominal após o parto. . Tese de mestrado não publicada, Faculdade de Fisioterapia, Universidade do Cairo; 1-25.

Ellis H. (2006): Clinical Anatomy, A revision and applied anatomy for clinical students. Blackwell Publishing; 11:55-62.

El-sayed G. (2011): Efeito da estimulação nervosa eléctrica neuromuscular para os músculos abdominais na diástase recti pós-parto. Tese de mestrado não publicada, Faculdade de Fisioterapia, Universidade do Cairo; 1-12.

Farago F e Curtis M. (1994): Handbook of Dimensional Measurement. Industrial Press; 21-23.

Feinbloom R. (2007): Pregnancy, Birth, and the Early Months (Gravidez, Nascimento e os Primeiros Meses). Da Capo Press; 100-103.

Ferguson L e Gerwin R. (2005): Clinical Mastery in the Treatment of Myofascial Pain (Domínio Clínico no Tratamento da Dor Miofascial). Lippincott Williams &

Wilkins; 367-339.

Field D. (2001): Anatomia palpação e marcas de superfície: Butterworth Heinemann; 3:228-229.

Flynn T. (1996): The Thoracic Spine and Rib Cage: Musculoskeletal Evaluation and Treatment. Butterworth-Heinemann; 22-23.

Foster A. (2014): Yoga e Diástase Recti, http://sacredsourceyoga.com/2014/07/30/yoga-and-diastasis-recti/.

Gerard JT e Bryan HD. (2012): Princípios de Anatomia e Fisiologia. http://hap1nuo1group3.blogspot.com/2012/03/chapter-9-gross- anatomy- and-functions. html

Gill A. (2003): Machine Tool Technology Basics. Industrial Press Inc.; 78- 99.

Gilleard W e Brown J. (1996): Estrutura e função dos músculos abdominais em primigestas durante a gravidez e no período pós-parto imediato. Physical therapy J.; 76:750-762.

Harms R. (2014): Porque é que os músculos abdominais por vezes se separam durante a gravidez?http ://www. mayoclinic. org/healthy-living/pregnancy-week-by-week/expert-answers/diastasis-recti/faq-20057825.

Hsia M e Jones S. (2000): Resolução natural da diástase do reto abdominal: Dois estudos de caso único. Australian Journal of Physiotherapy; 46(4): 301-307.

Huber F e Wells C. (2006): Planeamento do tratamento do exercício terapêutico para a progressão: Elsevier; 290-297.

Keeler J, Albrecht M, Eberhardt L, Horn L, Donnelly C e Lowe D. (2012): Diastasis recti abdominis: Um inquérito aos especialistas em saúde da mulher sobre a prática clínica atual da fisioterapia para mulheres no pós-parto. Journal of women's health physical therapy; 36(3):131-142.

Kisner C e Colby L. (1996): Therapeutic exercise, foundations and techniques. F.A. Davis Company, Philadelphia; 4: 602-605.

Lee D. (2007): Diástase Rectus Abdominis & Saúde Pós-Parto. Considerações sobre o treino de exercício físico. Jornal de Trabalho Corporal e Terapias de Movimento; 12: 333-348.

Liaw L, Hsu M, Liao C, Liu M, e Hsu A. (2011): As relações entre a distância inter-recti medida por imagens de ultrassom e a função muscular abdominal em mulheres no pós-parto: A 6-Month Follow-up Study. Jornal de fisioterapia ortopédica e desportiva; 41

Mahrous S. (2013): Validade de critério do paquímetro vernier na medição da amplitude de movimento ativo da articulação temporomandibular. Tese de mestrado não publicada, Faculdade de Fisioterapia, Universidade do Cairo; 1-31.

Martin E. (1990): Concise medical dictionary: Oxford University press; 97-592.

Media B. (2009): Preparação e utilização de tornos para operações de torneamento. Benchmark Media Limited; 97-100.

Mendes DA, Nahas FX, Veiga DF, Mendes FV, Figueiras RG, Gomes HC, Ely PB, Novo NF e Ferreira LM. (2007): Ultrassonografia para mensuração da diástase dos músculos reto abdominais. Ata Cirúrgica Brasileira; 22(3):182-186.

Mesquita LA, Machado AV e Andrade AV. (1999): Fisioterapia para redugao da diástase dos músculos retos abdominais no pós-parto. Rev Bras Ginecol Obstet; 21(5):267-272.

Mohamed I. (2011): Avaliação do efeito de diferentes exercícios abdominais na diástase do reto pós-natal, tese de mestrado não publicada, Faculdade de Fisioterapia, Universidade do Cairo; 1-15.

Mota P, Pascoal AG, Sancho F, Carita AI e B0 K. (2012): Fiabilidade da distância inter-rectal medida por palpação: Comparação das medidas de palpação e ultrassom. Terapia Manual; 18(4): 294-298.

Oliver J. (2014): A Parede Abdominal - Ensina-me Anatomia. http://teachmeanatomy.info/abdomen/muscles/the-abdominal-wall.

Page P, Frank C, e Lardner R. (2010): Avaliação e tratamento do desequilíbrio muscular. Human kinetics; 211-221.

Parker MA, Millar AL e Dugan SA. (2009): Diástase do reto abdominal e dor e disfunção lombo-pélvica - estão relacionadas? Journal of Women's Health Physical Therapy; 33:2.

Porter S. (2013): Fisioterapia de Tidy: fisioterapia na saúde da mulher: Elsevier, Edinburg; 611-619.

Quintal M, Tessitore A, Paschoal JR, e Pfeilsticker LN. (2004): Quantificação da paralisia facial por meio de paquímetro digital. Rev CEFAC, São Paulo;19(2): 170-176.

Rett MT, Araújo FR, Rocha I e Silva RA. (2012): Diástase dos músculos retoabdominais no puerpério imediato de primíparas e multíparas após o parto vaginal .Fisioter Pesq; 19(3):236-241.

Rett MT, Braga MD, Bernardes e Andrade SC. (2009): Prevalência de diástase dos músculos reto abdominais no pós-parto imediato: comparação entre primípara e multípara. Revista Brasileira de Fisioterapia; 13(4): 275280.

Robert DS, e John CP. (2006): Introductory, Technical mathematics, Cengage learning; 200-273.

Robson E e Waugh J. (2008): Medical disorders in pregnancy, a manual for midwives. Blackwell Publishing; 216-311.

Romanes G. (1986): Cunningham's manual of practical anatomy, thorax and abdomen: Oxford university press; 15 (2): 95-101.

Ryan V. (2009): The Digital Caliper. http://www.startimes.com/f.aspx?t=32154634.

Snell R. (2008): Clinical anatomy by region. Lippincott Williams and Wilkins; 8:149-192.

Snell R. (2004): Clinical anatomy. Lippincott Williams and Wilkins; 7:155-204.

Solberg G, Gur V e Adar E. (2008): postural disorders and musculoskeletal dysfunction, diagnosis, prevention and treatment: Churchill livingstone: 52-55.

Stephenson R e O'Connor L. (2000): Obstetric and Gynecologic Care in Physical Therapy (Cuidados Obstétricos e Ginecológicos em Fisioterapia). SLACK Incorporated; 267-269.

Stillerman E. (2006): Maintaining Core Integrity during Pregnancy and Postpartum Recovery (Manter a integridade do núcleo durante a gravidez e a recuperação pós-parto). Massage today. Com; 1-4.

Timby B e Smith N. (2005): Essentials of Nursing: Care of Adults and Children. Lippincott Williams and Wilkins; 42-46.

Vern L. (2003): Verniers and the Caliper, Parte III de um manual sobre Incertezas, Gráficos e o Vernier Caliper. http://www.geol.lsu.edu/Faculty/Juan/geophysics/VernierCaliper/caliper.htm.

Yarwood J e Berrill A. (2010): Nerve blocks of the anterior abdominal wall. Oxford Journals Medicine; 10(6):182-186.

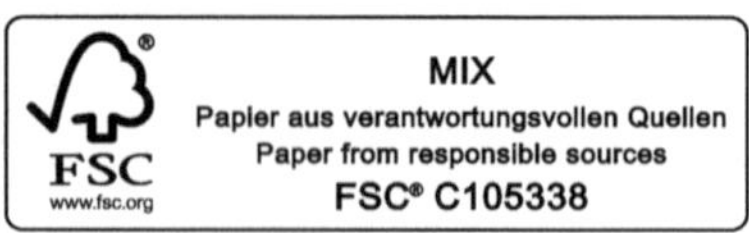

Printed by Books on Demand GmbH, Norderstedt / Germany